五十年
行医心得

吴文鹏◎编著

中国中医药出版社

·北京·

图书在版编目（CIP）数据

五十年行医心得 / 吴文鹏编著 . —北京：中国中医药出版社，
2018.1（2019. 8重印）

ISBN 978 - 7 - 5132 - 4723 - 8

Ⅰ.①五… Ⅱ.①吴… Ⅲ.①中医临床—经验—中国—现代

Ⅳ.① R249.7

中国版本图书馆 CIP 数据核字（2017）第 322775 号

中国中医药出版社出版

北京经济技术开发区科创十三街 31 号院二区 8 号楼
邮政编码 100176
传真 010-64405750
山东百润本色印刷有限公司印刷
各地新华书店经销

开本 880 × 1230 1/32 印张 5 彩插 0.0625 字数 108 千字
2018 年 1 月第 1 版 2019 年 8 月第 2 次印刷
书号 ISBN 978 - 7 - 5132 - 4723 - 8

定价 39.00 元
网址 www.cptcm.com

社 长 热 线 010-64405720
购 书 热 线 010-89535836
维 权 打 假 010-64405753

微信服务号 zgzyycbs
微商城网址 https://kdt.im/LIdUGr
官 方 微 博 http://e.weibo.com/cptcm
天猫旗舰店网址 https://zgzyycbs.tmall.com

如有印装质量问题请与本社出版部联系（010-64405510）

内容提要

　　吴文鹏先生出身于中医世家，临证经验丰富，诊治方法独特。于此古稀之年，吴先生将其长期从事中医临床所得诊疗经验加以整理归纳，结合中医经典古籍相关论述编著成此书。书中精述了《难经》及经络、腧穴、津液理论等中医基础知识，并以临证医案之形式阐述了作者对内科、外科、妇科、儿科等常见病证的辨证论治经验，将医典理论与临床实践紧密结合，融汇古今，证治结合，对指导中医临床具有很高的实用价值。本书可供中医师及中医院校学生、入门学习者参考阅读。

序 一

我与吴文鹏、吴健存父子相识，屈指已十数年，深知其家学渊源，学验皆丰，求医者日众，誉隆燕赵。中医学之精华，皆载之古圣贤典章及历代医论中，其内容丰富多彩，蕴藏浩瀚，是我国传统文化的重要组成部分。继承和发扬中医学遗产，是党和国家一项重要的方针政策。

中医药学流派众多，异彩纷呈。自古以来，众家学说多以家传和师徒相授等形式传承，才使这一瑰丽文化遗产代不乏人。

吴老先生在继承前人学术基础上，加之自己多年临床、教学、科研心得，汇集成册，名《五十年行医心得》。此书理论精深，经验可贵，凡证探本求真，因证设方，务求实效。每病皆自寒热、虚实、真假疑似之间探求真谛，颇见功力。如证实，虽孕妇、耄耋之人也当泻之；如证虚，虽青壮之人亦可补之。

学问之道，贵与年俱进，精益求精，方可使中医药学发扬光大，为构建和谐社会和增进人民大众身体健康做出贡献。唯如此则幸甚，故乐而为序。

河北中医药学会会长　张万琴

河北卫生厅原副厅长

二〇〇九年七月三十日

序 二

吾幼体弱，时年六岁，先祖父世韬公（著名中医学家）即以《千家诗》《三字经》等文开蒙于吾。又命家伯文翰公（当代著名学者、武林一支笔、太极史学家、武派太极拳导师）授吾太极武学，稍长则攻读经史及诸子遗论。弱冠奉家父大人命，习验岐黄之学，究其方书之术。上自《灵》《素》《伤寒》，下及医坛百家，探讨有年，屈指于今二十余载。然吾性愚钝，益于斯道鲜矣。

汉有仲景"勤求古训，博采众方"，始有理、法、方、药之完备，开六经辨证之先河。由此以降，历代诸子各承其说，创众多流派，耀古辉今，光彩夺目。其望色辨候，洞见膏肓；其论针、论法、论药皆为后世轨范，足以启迪后人。

夫医者，贵在扶危济世，而医之能，应先知其常，方能知其变。阴病求阳，阳病求阴，神其象外，法于病中，各定其表里。人患疾病，多不越内伤与外感，不足者补之，余者去之。或复其正，或归于平，务使各守其乡，至其和平。毒药治病去其四五，良药治病去其七八，取其和缓也。天下无神奇之味，只有平淡治法，切勿眩异标新。故吾束发受方书而习医，谨遵庭训，究心于《灵》《素》诸书，尤喜仲景大论。自长沙以降，历代贤达各有专攻，各立学说，亦各有偏执，故医者求其正难矣。夫以儒学而明理，道法于其中，后可言医。故司马迁曰："非好学深思，心知其意，固难为寡闻浅见道也。"古人一病立一门，一门立数法。病于身则无穷，而法可尽。凡临证皆先辨其阴阳得失，明其寒热真伪，纵横于规矩之中，明辨于法象之外。遵古不泥旧，意蕴幽深，自能巧矣。

今家父大人《五十年行医心得》是书付梓，命吾作序，故拙书数句短章，敬请贤达指正。

吴健存 敬

二〇〇九年七月

自　序

余已越古稀，日向耄耋。临证五十余春秋，深知医者，乃活人之术，责任重大，每每思之，自感学验肤浅，但济世之情则与日俱增。"老牛自知夕阳晚，不待扬鞭自奋蹄。"

医者，意也，兵也，其用之妙，存乎心耳。证有百出，病有万变，而理法方药应随其变化，出其左右，法出象外，求于病中。

著书立说，非为易事，而作医论尤难。前人著书立撰，皆胸藏万卷，笔底无尘。余何德何能，自不敢著说，亦非立撰。只是将前贤宏论，结合余之点滴心得，并平日授徒讲解、来函解答，以及部分医案，按妇科、内科、儿科等加以整理，集而成册。意在彰显前贤，小功于后学。

余业斯术有年，愧未深造，请高明指正。若能稍有益于杏林，则余愿足矣。

吴文鹏

二〇〇九年八月于石家庄

目　录

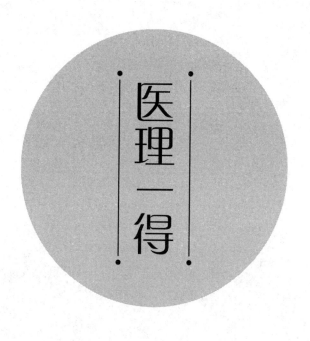

医理一得

《难经》

《难经》是中医学的经典著作之一，与《内经》并重，因此后世有《内》《难》之称。《隋书·经籍志》记载有《黄帝八十一难》二卷，梁·阮孝绪《七录》记载有《黄帝众难经》书名，汉·张仲景《伤寒论》自序有"撰用《素问》《九卷》《八十一难》……为《伤寒杂病论》"。

关于《难经》"八十一"数字的取义，陈祥道《礼记讲义》载："太玄八十一家，象八十一元士……老子之书，终于八十一，《难经》则制于八十一，皆此意欤。"

"难"字释义的大致说法：一说是"问难"的意思。如皇甫谧《帝王世纪》云："黄帝有熊氏命雷公、岐伯论经脉，傍通问难八十一为《难经》。"

一说是"解释疑难"的意思。纪天锡说："秦越人将《黄帝素问》疑难之义八十一篇，重而明之，故曰《八十一难经》。"徐灵胎说："《难经》非经也。以《灵》《素》之微言奥旨引端未发者，设为问答之语，俾畅厥义也。"

一说是"难易的难"。黎泰辰说："谓之难者，得非以人之五脏六腑隐于内，为邪所干，不可测知。唯以脉理究其仿佛耶，若脉有重十二菽者。又有如按车盖而若循鸡羽者。复考内外之症以参校之，不其难乎。"赵希升说："秦越人受长桑君秘术，洞明医道，采《黄帝内经》精要之说，凡八十一章，编次为十三类，其理趣深远，非易了解，故名《难经》。"

综观各家解释，再从整个编写体裁来看，还是"问难"和"解释疑难"的说法比较准确。

1.《难经》的作者 关于《难经》的作者，大致有两种说法。一说是"黄帝"。如《太平御览》引《帝王世纪》："黄帝有熊氏命雷公、岐伯论经脉，傍通问难八十一为《难经》。"

一说是战国时代的"秦越人"。如杨玄操说："《黄帝八十一难经》者，斯乃渤海秦越人之所作也。越人受桑君之秘术，遂洞明医道，至能彻视腑脏，刳肠剔心，以其与轩辕时扁鹊相类，乃号之为扁鹊。"

吕复说："《难经》十三卷，乃秦越人祖述《黄帝内经》，设为问答之辞，以示学者，所引'经言'，多非《灵》《素》本文。盖古有其书，而今亡之耳。"

王祎说："秦越人《八十一难》，盖举黄帝、岐伯之要旨而推明之，亚于《内经》者也。"

历代考证中，认为是战国时代秦越人所作者居多。

2.《难经》的篇章 《难经》全书为八十一篇，据丁德用说："《难经》为华佗诊余之文。"吴太医令吕广重编此经。因此，《难经》的编次和《内经》一样，有些已失去本来的面貌了，现在的流传本保持了八十一篇。

关于分章方面，传杨玄操时分为十三类，"一至二十四难为经脉诊候，二十五、二十六难为经络大数，二十七至二十九难为奇经八脉，三十、三十一难为营卫三焦，三十二至三十七难为脏腑配象，三十八至四十七难为脏腑度数，四十八至五十二难为虚实邪正，五十三、五十四难为脏腑传病，五十五、五十六难为脏腑积表，五十七至六十难为五泄伤寒，六十一难为神圣工巧，六十二至六十八难为脏腑井俞，六十九至八十一难为用针补泻"。吴澄氏尝慊其分篇之未当，厘而正之，其篇凡六，"一至二十二难论脉，二十三至二十九论经络，三十至四十七难论脏腑，四十八至六十一难论病，六十二至六十八难论穴道，六十九至八十一难论针法"。按吴氏六篇较之于杨氏十三类，条理区别甚为得当。

3.《难经》的注释 医经有注释，以《难经》为先，而古今注释《难经》者不下数十家。

吴太医令吕广为之注释，惜今不传。隋志对吕广做了一些考证，多认为吕广是吴人。因明代王九思辑《难经集注》时，曾收入吕广注解很多。唐代杨玄操有《黄帝八十一难经注》。历史上《难经》注释本较多，以笔者来看，以《难经集注》《难经本义》二书为优。

4.《难经》的价值 历代各家对《难经》均有一定的评价。如司马迁说："至今天下言脉者，由扁鹊也。"这就充分说明《难经》对脉学有巨大贡献。滑寿曰："《难经》八十一篇，辞若甚简，然而荣卫度数，尺寸位置，阴阳王相，脏腑内外，脉法病能，与夫经络流注，针刺穴俞，莫不该尽。"李时珍认为《难经》可以补充《内经》，其曰："盖正经犹夫沟渠，奇经犹夫湖泽，正经之脉隆盛则溢于奇经，故越人比之天雨下降，沟渠溢满，霶霈妄行，流于湖泽，此发《灵枢》未发之秘旨也。"吴澄曰："夫秦氏之书（《难经》），与《内经》素灵相表里，而论脉论经络居初，岂非医之道所当先明此者欤。"

经　络

经络是人体气血运行的通路，它起源于脏腑，分布于人体各个组织和器官。人体从脏腑到体表，都是通过经络直接或间接进行相互联系，相互影响，如某一脏有病可以传至他脏，体内的疾病可反映到体表，体表的刺激也可以传到体内而影响脏腑，无论生理和病理方面都是如此。中医的针灸医术，就是根据经络的整体理论进行诊察和治疗疾病的。

（一）经络系统的构成

经络系统是由经脉和络脉构成的，遍布于全身，如同灌溉渠一样，有主干道，也有分支。经脉是主干，一般是上下纵行，有一定的数目、名称和循行径路，多在组织深部。络脉乃是经脉的分支，数目较多；从络脉再分出的小支叫孙络，数目无法计算，分布于周身，构成网络。经脉包括十二经脉和奇经八脉。奇经八脉的任督二脉最为重要，故通常将其与十二经脉并称为十四经。

1. 十二经脉　十二经脉就是脏腑所属的经脉，包括手足三阴经和手足三阳经。它是经络系统的主体，在全身所有经络中起着重要作用。

2. 任脉和督脉　任督二脉是奇经八脉中的两条经脉。奇经八脉是任、督、冲、带、阴维、阳维、阴跷、阳跷八脉的总称。与十二经脉不同，奇经八脉不直属于十二脏腑，但与奇恒之腑有密切的关系，为十二经脉的总会，并有统属阴阳经脉和调整气血的整体作用。

任脉在腹，总司诸阴；督脉在背，总司诸阳。阴阳连贯，前后相交，上交于口唇，下交于前后阴中间。任脉属胃，主血，下交胞中；督脉属肾，主气，下交胞中。二脉为气血之交会，调整周身脏腑气血。

3. 十二经脉的命名　人体十二条经脉与十二脏腑相联系，以三阴三阳来定名，是按阴阳学说而来的。阴阳是对立的统一体，因为阴阳变化的盛衰、消长的不同，故由一阴一阳衍化出三阴三阳。三阴三阳均以气血盛衰来定名，如阳的方面，有少阳、太阳、阳明。少阳象征阳气的初生，太阳象征阳气的大盛，阳明象征阳气的盛极。阴的方面，有太阴、少阴、厥阴。太阴象征阴气的极重，少阴象征阴气微盛，厥阴象征阴相交而阴气消尽。用此配合手足，而成手足三阴三阳，合起来计为十二经脉。又根据经脉所在的部位，结合"内为阴，外为阳""脏为阴，腑为阳"的概念，决定了十二经脉的名称。阴阳表里相配合，如太阴配阳明、少阴配太阳、厥阴配少阳，手足相合而成为六个系统。

（二）十二经脉的分布

1. 头　头为诸阳之会、诸阳之首的含义，也是根据经脉的走行来定名。如阴经不上其首，少阳经布于侧，阳明经布于前，太阳居于后。

2. 躯干　躯干部经脉是按其属性分布的，如背为阳、腹为阴，所以阳经分布于后，阴经分布在前，少阳经分布两侧。但也有例外，如足三阳的足阳明经就分布在前面。

3.四肢　四肢经脉的分布与脏腑所属位置有关，如心、肺、心包均居于膈膜以上，其性属阴，所以相应经脉分布于上肢的内侧。

4.脏腑　小肠经、大肠经、三焦经分布于上肢外侧，是根据脏腑相配、腑经随脏的原则来定的。肝、脾、肾居于膈膜以下，所以其经脉也分布在下肢。这些脏器属阴，根据同气相求的道理，其经脉也就分布于下肢的内侧。肝经、胃经、膀胱经分布于下肢外侧，也是根据脏腑相配、腑经随脏的原则而来。从经脉分布位置来看，也有按表里关系排列者，如肺与大肠相表里，其属性是一阴一阳，所以分布位置也必然是手太阴肺经在上肢的内侧，手阳明大肠经在上肢的外侧。

（三）十二经脉的循行方向

1.手三阴经　从胸走手，由胸部起，经过上肢内侧（前为太阴、中为厥阴、后为少阴），止于手指末端。

2.手三阳经　从手走头，由手指起，经过上肢外侧（前为阳明、中为少阳、后为太阳）、肩部、颈部，止于面部。

3.足三阳经　从头走足，由头部起，经过躯干（前为阳明、中为少阳、后为太阳）及下肢外侧、后面（前为阳明、中为少阳、后为太阳），止于足部。

4.足三阴经　从足走腹，由足部起，经过下肢内侧（前为太阴、中为厥阴、后为少阴）、腹部，止于胸部。

十二经脉各属某一脏或腑，除了连接本脏或腑外，还要络其相表里的器官，即阳经为表经，属腑络脏；阴经为里经，属脏络腑，阴阳经相表里。经络是人体内外、左右、上下、表里的主要联系者，它像地面上的交通线一样，有主干，有分支，内部起源于脏腑，外部联系着人体各组织和器官，成为传导经气和运输气血的通路。

腧　穴

腧穴是分布在各条经脉上的针灸刺激点，也是人体脏腑经络出入的部位，它与经络脏腑有密切关系。当脏腑功能发生变化时，可通过经穴、经脉反映到体表。同样，外部刺激也可通过经穴、经脉影响脏腑的活动。因此，当机体发生病变时，针灸经穴可调整人体各组织器官的平衡，从而治疗疾病，或增进人们体质健康，达到防病治病的目的。

通常，腧穴分为经穴、奇穴、阿是穴三大类。分布在十四经脉循行径路上的腧穴，为十四经直接输入和注入的地方。奇穴没有归入十四经里面去，又因其对某些疾病有特殊的治疗作用，故称奇穴或经外奇穴。凡是不和十四经或奇穴部位相同，在病处或非病处出现的压痛点，无定名定位，称为阿是穴。

附A　四总穴名和马丹阳天星十二穴歌诀

1.四总穴名　肚腹三里留，腰背委中求，头顶寻列缺，面口合谷收。

2. 马丹阳天星十二穴歌诀　三里内庭穴，曲池合谷接，委中配承山，太冲昆仑穴，环跳与阳陵，通里并列缺。合担用法担，合截用法截，三百六十穴，不出十二诀，治病如神灵，浑如汤泼雪，北斗降真机，金锁教开彻，至人可传授，匪人莫浪说。

附 B　失音验案

徐某，女，38 岁，因争吵怒而大哭，继而失音，急忙就医，打针服药均未见效。

【查体】无明显阳性体征，神志清楚，能理解问话而不能发音回答，脉沉弦，舌苔微黄。

【治疗】针刺双内关穴，患者说话而愈。

按：暴怒失音，乃气机紊乱影响到心主神明和开窍于舌的功能，内关穴是心包经的"络穴"，是治疗表里两经病证的要穴。针刺可调理心经气血，所以治疗失音可取得良好的效果。

针刺时意外情况的处理

1.晕针

【原因】患者体质虚弱；初次接受针灸治疗时，精神过度紧张；过饥、过饱、悲伤、过度兴奋；体位不当，以致疲劳；或是患者自己移动了体位，引起针下产生突然强烈的感应。

【症状】轻则患者感到头晕、心慌、恶心、目眩、出冷汗等。严重的患者还会出现面色苍白、四肢厥冷、脉象沉伏或弱等昏厥现象。

【处理】遇晕针时，不要移动患者，应使患者仰卧，把头放得稍低一点。如在冬日，服热水，患者就可以清醒过来。以上方法不效，可指掐或针刺人中、十宣等穴。

2. 滞针 针刺入穴位，针下发生一时性的异常紧涩，以致不能再捻转和提插时为滞针。

【原因】针刺部位的皮肤和肌肉过度紧张；或向同一方向捻针过度，以致肌纤维缠绕了针体。

【处理】继续留一会针，皮肤和肌肉即可松弛。用手指轻轻弹针柄，或在所扎的穴位上下用手指重掐、循按；或在附近另扎一针。也可把针轻度捻进一点，或向相反的方向把针捻一捻再起针。

3. 弯针

【原因】进针时指力用得不匀，用力太猛，手法过重，或针下碰到了致密组织，使患者突然产生强烈的感应，致肌肉发生急剧的收缩所致；进针后患者移动了体位，或针柄受到了外力。

【处理】轻度的弯针应停止捻转，然后把针缓慢地提出来。弯针角度较大时，可以顺着弯曲的方向慢慢地退出。因患者移动体位造成的弯针，应先矫正体位，再把针提出来。

【预防】进针时用力不可太猛，指力要均匀。患者的体位要取得舒适、耐久。留针期间告诉患者不要移动体位。覆盖衣服、毛巾时不要压着针柄。

4. 折针

【原因】进针时用力太猛，肌肉紧张所致。针体全部刺入体内，加上体位的移动。针体有死弯、锯齿样损坏。

【处理】遇到折针时，首先不要惊慌，告诉患者不要乱动，若断端露出体外者，取出即可；若断端在皮内，可用手指挤压软组织，将针顶出来；实在不得已时，可用手术办法取出。

【预防】扎针前对针要进行检查。进针时用力不要太猛，不要把针体全部刺入体内，针体要露出体外3～5分，告诉患者扎针后不要移动。

5. 血肿 起针后发生出血，血溢于皮下而形成肿胀的现象。

【原因】多因进针太快，刺破血管，或起针太快造成。

【预防】为防止血肿形成，起针时要缓慢一点，起针后在针眼处用棉球揉按几下。发现血肿也不要紧，在局部按揉、热敷，即可消散。

由于扎针手法过重，起针后还有一种不舒服的感觉叫后遗感。如有此种现象发生，在局部按揉片刻即可。

百会穴的临床应用

1. 针刺法

交叉式刺法：用两根针向前、后、左、右，于"百会穴"进针1～1.5寸，使局部产生强烈胀感。

放射式刺法：用3根针向前刺入"百会穴"，中间一针向前沿皮透"前顶"穴（"百会"穴前1.5寸处），另外，两针分向两侧沿皮斜透左右"通天穴"（"百会"穴前1寸，旁开1.5寸处）进针1.5～2寸，中度刺激。两种刺法均需留针10～20分钟，每日1次。

2. 主治 对各种头痛、眩晕、小儿急慢性惊风等疗效显著，对癫痫、休克、中暑、高血压、脱肛、遗尿等疗效也相当好。

3. 注意事项 此穴禁灸。

4. 验案

病案 1：郑某，女，24 岁。患流感，发高热，头痛不止，经用放射式手法刺"百会"穴，2 次痊愈。

病案 2：庞某，女，23 岁。患神经性头痛 1 年余，久治不愈，常不能入睡，用交叉式手法刺"百会"穴，3 次痊愈。

笔者曾临床观察多年，用此单穴治疗遗尿患者百余人，其效颇佳。

暑温治法

暑温者，长夏受暑之病，偏于热，形似伤寒，头痛身痛，发热恶寒，右脉洪大而数，左脉反小于右。伤寒先恶寒而后发热，伤暑，恶寒不甚，并有先发热而后恶寒者，其症口渴面赤，汗大出，名暑，因兼夹病邪不同，又有暑湿、暑秽等区别，以下详述之。

1. 暑湿 乃热浊黏腻之邪，最难骤愈。初用芳淡，轻则藿香、佩兰、薏苡仁、通草，重则苍术、生石膏、草果、知母、豆蔻、滑石、枇杷叶、鲜冬瓜皮，为芳淡清泄之良剂；继用苦辛通降，轻则栀子、黄芩、陈皮、半夏，重者黄连、厚朴、木香、香附，佐以芦根、灯心草或五苓配三石（五苓散加寒水石、石膏、滑石），为辛通清泄之重剂。

2. 暑秽 此证最繁重，闷乱烦躁，呕恶肢冷，甚则耳聋神昏，治当急用芳香辟秽药。轻则葱白、豆豉、菖蒲、紫金片，重则紫雪，而鲜青蒿、鲜佩兰、金银花尤为清芳辟秽之良药。外用通关取嚏，兼用针刺法，庶能速效。

3. 风暑 多夹湿浊，先郁于表。首用辛凉药，轻清宣解，如葱白、香薷、薄荷、栀子、豆豉、连翘、牛蒡、瓜蒌、鲜白茅根、绿豆皮、鲜竹叶等，均可随症选药。身痛肢困者，佐海风藤、秦艽、桑枝、竹茹、丝瓜络、橘络等一二味可也；继用清凉芳烈药，泄热辟秽，如青蒿、茵陈、桑叶、菊花、山栀子、郁金、芦根、灯心草等。秽毒重者，加大青叶、九节菖蒲等。亦可随症加减，如神志昏、苔色厚腻者，轻则玉枢丹，重则至宝丹，尤宜急用。

4. 暑厥 此乃中暑之至急证，神志昏厥，急用芳香开窍药，如飞龙夺命丹等最效。神苏后，宜辨其兼证，随证用药。

5. 热霍乱 最为夏日危急之证，急进清热化浊，以避暑秽，方能有效；继投分利清浊。如食滞，可选用神曲、焦山楂、枳实、青皮、佛手、鸡内金等。如气郁，可选用香附、郁金、陈皮、枳壳、白蔻、广木香等。针刺尺泽、委中放血，立效。

6. 干霍乱 其人吐泻不得、腹闷，俗称绞肠痧，病虽险急而易愈。急用吐泻法，以炒黄食盐，阴阳生熟水泡汤，调入飞龙夺命丹四五粒，使其上吐下泻，急祛其邪以安正，历险如神。以上所列之药据证而用，可随证加减。

附：验方

白虎加人参汤：石膏30克，知母9克，粳米15克，甘草6克，人参9克。水煎服，每日1剂，早晚2次服用。主治脉芤、汗多不止者。若口渴面赤，汗大出，则以白虎汤主治即可。

瓜蒂汤：瓜蒂 3 克，煮汤服。

玉枢丹：山慈菇 12 克，朱砂 6 克，文蛤 1 对，冰片 9 克，麝香 6 克。上药各研细末，以米糊制成小片晒干，每服 3～5 克。

飞龙夺命丹：朱砂二两（飞），明雄黄（飞）、灯心炭各一两，人中白八钱（漂、煅），明矾、青黛（飞）各五钱，梅冰、麻黄（去节）各四钱，珍珠、牙皂、麝香（当门子）、硼砂各三钱，西牛黄二钱，杜蟾酥、火硝各一钱五分，飞真金 300 页。以上 16 味各研极细，合研匀，瓷瓶紧收，毋令泄气，以少许吹，必取嚏。重者，再用凉水调服一分，小儿减半。

银翘竹叶汤：金银花 15 克，连翘 9 克，薄荷 12 克，竹叶 15 克，甘菊花 20 克，冬桑叶 9 克，滑石 9 克，生甘草 6 克，苦杏仁 9 克，蔓荆子 9 克。水煎服，每日 1 剂，早晚 2 次服用。主治伏暑，即霜降前后患有头痛，恶寒热，舌黄，唯面赤烦渴，脉濡而数者。

若伏暑证舌白、口渴、无汗者，银翘竹叶汤加牛蒡子、杏仁、滑石。伏暑证舌赤、口渴、无汗，银翘竹叶汤加生地黄、牡丹皮、赤芍、麦冬即可收效。口渴有汗，或大汗不止者，银翘竹叶汤加生石膏 30 克，黄芩 9 克。

五苓散加减方：猪苓 9 克，茯苓 9 克，泽泻 6 克，桂枝 9 克，滑石 12 克，黄芪 15 克。水煎服，每日 1 剂，早晚 2 次服用。适用于长夏受暑，过时而发者。肢冷脉伏，体温已下降。心失其运血之力，故脉伏。以桂枝、茯苓入心养血，以黄芪入肺转运其气，茯苓、泽泻等味化湿通阳以治其泻，则易见效。

秋燥治法

（一）病因及分类

　　六气中唯燥之原因最难明了。《内经》病机十九条，独遗燥气。他凡秋伤于燥，皆谓秋伤于湿。历代诸哲，随文作解，不生疑窦。喻嘉言补出"秋伤于燥"一语，于六气配四时之旨，灿然大备，千古悬案，一言定矣。喻氏引上古《脉要论》曰：春不沉，夏不弦，秋不数，冬不涩，谓四塞，脉之从四时，不循序渐进，四塞而不退，所以春夏秋冬孟月之脉，冬春夏秋季月之脉，不改其常，俟二至二分以后，始转而从本令之正气，应为平人顺脉，天道春不分不温，夏不至不热，自然之理，悠久无疆，在人之脉，方春即以弦应，方夏即以数应，燥促所加，有三时而岁度终，其能长世。近世之治秋燥者，然天之时令，每以人之生理为转移，感燥而随体温化热，《内经》燥化于天，热反胜，治以辛寒，佐以苦甘。其感燥而不随体温化热者，温之是矣，然《内经》燥淫所胜，治以苦温，佐以酸辛，是知治燥之法，润之中当兼以温，温之中当兼以润。

　　感受燥邪为病，有新感、伏邪之辨别，寒燥、热燥之异同，伤人气分、血分之次第浅深。燥为涩滞干燥之疾，盛夏暑热熏蒸，人身汗出溅然，肌肤潮润，不觉其燥；秋令天高气爽，严冬肃杀，干槁燥冽，故人体肌肤亦燥，此指寒燥而言；深秋以后，久晴无雨，天气干燥炎蒸，秋阴已曝，为温燥；秋分以后，渐至大凉，露寒霜肃，清气搏激，燥乃行令。体温受邪，则身发热；淋巴受邪，则身困无汗；肺部受邪，则干咳连声；血络受邪，胸胁牵痛，不能转侧。胸满气逆、喘急、干呕，皆感触燥邪之刺激而成病。凉燥初起，头痛身热，恶寒无汗，鼻鸣而塞，状类风寒，唯唇干咽燥，咳稀痰，胸满气逆，喘急干呕，两胁串痛，皮肤干涩。温燥初起，头痛身热，恶寒无汗，继则寒轻热重，有汗而热不解，咳嗽稀痰而黏，为干咳无痰，气急作喘，咽喉疼痛，鼻干唇燥，胸满胁痛，心烦口渴。

秋燥伏暑，有夹湿、化热之分别。

1. 夹湿 夹湿者，初起即洒淅恶寒，寒已发热，鼻唇先干，咽喉干痛，气逆干咳，肢懈身痛，渴不思饮，饮水即吐，烦闷不宁，胸膈胀痛，腹大而满，便泄不爽，溺短赤热，为肺燥脾湿之证。肾阴伤，肢懈无力，周身痛重，夜间身热，天明略退，气喘息短，颧红，足冷，脚心发热，甚则痿厥，便泄后重，腰腿发酸。

2. 化热 喉痒干咳，甚则痰黏带血，胸胁串痛，下则腹热，大便泻下，肛门热痛；腹痛泻泄，泻必艰涩难行，如痢非痢；肠中切痛，有似硬梗，按之痛甚，为肺燥肠热之症。热甚于内，大渴引饮，饮不解渴，灼热自汗，四肢虽厥而心烦恶热，气逆干呕，胁下气痛，溺短赤涩，点滴作痛。便多燥结，里急欲便不得，热邪灼及神经，则筋脉拘急，不能转侧。手足瘛疭，状若惊痫。少腹连腰牵痛，或睾疝痛。

（二）治法

1. 凉燥 凉燥初起头痛身热，恶寒无汗，香苏葱豉汤去香附、台乌药，加杏仁、百部。表邪解后，痰多胸闷，咳而不畅，用加味杏苏二陈汤。

香苏葱豉汤：制香附9克，青皮9克，陈皮12克，防风12克，赤芍9克，茯苓9克，生姜6克，紫苏叶12克，葱白9克，豆豉9克，广郁金9克，台乌药9克。水煎服，每日1剂，早晚2次服用，显效。

杏苏二陈汤：杏仁9克，半夏9克，茯苓9克，生姜9克，紫苏叶12克，陈皮9克，甘草9克，大枣3枚。水煎服，每日1剂，早晚2次服用。

方解：杏苏散本为润肺解表之方，二陈汤原是肃肺化痰之方，今合二方之功用，可表里兼顾。方中之生姜、大枣，须无湿浊夹滞，始可佐入，否则有损无益。

2. 寒热 初起寒热、咽痛、气逆、干咳，用葱豉桔梗汤加杏仁、紫菀；胸胁胀痛，烦躁谵语，用加减黄连泻心汤；湿热伤肾，夜间身热，颧红足冷，用知柏地黄汤滋阴泻火；秋燥化热，喉痒干咳，胸膈患痛，腹热如焚，肛门热痛，用加味桑丹泻白散；如大渴引饮、灼热、汗出气逆、干呕、便燥溺涩，用加味玉女煎，加芒硝、滑石，早晚2次服用。

加味桑丹泻白散：桑叶29克，牡丹皮22克，淡竹茹22克，生甘草16克，陈皮19克，桑白皮29克，川贝母22克，粳米15克，地骨皮12克。

加味玉女煎：生石膏30克，熟地黄9克，白芍12克，怀牛膝9克，麦冬15克，灵磁石6克，知母12克，生牡蛎9克，甘草 9 克。水煎服，每日 1 剂，早晚 2 次服用。

冬温治法

冬令反暖，气候干燥，骤感冷风而发，此为新感，病轻而浅；冬温引动伏暑伏燥内发，此为伏邪，病深而重，必先辨其新感冬温或伏邪冬温以清界限。

冬温与春温不同之点，在时令上一则发于新春余寒未清之际，一则发于冬令晴暖干燥之时。春温治法，应审别其受寒之有无；冬温治法，当考其伏燥之兼证。再者，新感之证，为时令晴暖，干燥之气候感而发之，其受病之初，除感冒证候，如寒热头痛、鼻塞咳嗽等外，以咽喉疼痛、齿痛、耳下腺肿等为主要症状；其内热蕴遏，重则发喉痹、喉痛、白喉、肺炎等症，较为险重。伏邪之证，有冬温兼伏暑、伏燥两种分别。

冬温兼伏邪：初起头痛身热，咳嗽神烦，或无汗恶风，或有汗恶风，兼伏暑者，寒少热多，有汗不解，日轻夜重，头痛而晕，心烦恶心，目赤唇红，面垢齿燥，烦躁不宁，口干不喜饮，饮即干呕，咽干如故，肢虽厥冷，而胸腹灼热如焚，大便燥而不爽，肛门灼热。咳嗽，痰稀而黏，咳甚者，则痰中带血；或干咳无痰，胸闷，气急，咽喉疼痛，大便干结。或痢下不爽，短溲赤涩。

冬温兼寒，初起畏风怯寒、头痛、身热无汗者，用葱豉桔梗汤，加防风；如不寒但热，心烦口渴，咽喉疼痛，咳嗽胸闷者，用桔梗汤（去葱豉，故名桔梗汤），加金银花、黄芩、杏仁、牡丹皮、枳壳、郁金；如胸闷腹痛，便闭溺赤，用凉膈散：连翘9克，芒硝6克，黄芩、栀子、大黄、甘草各9克，薄荷6克，竹叶12克，水煎服。若咽喉肿痛白腐，牙床及耳下腺肿痛，便闭溺赤者，用加减清肺汤：沙参15克，麦冬15克，生地黄9克，牡丹皮9克，车前子（布包）9克，芒硝3克，川贝母12克，白芍15克，薄荷9克，枳壳12克，桑白皮9克，射干12克，水煎服。每日1剂，早晚2次服用。

"风为百病之长"之理

风为百病之长，始见于《素问·风论》。四季之风皆能伤人，外感之疾常以风为先导。风邪和其他病邪的亲和力很大，常与其他病邪合并而侵袭人体，其他病邪又常借风乘虚而入，以风寒、风热、风湿、风燥等见诸于临床，所以古人甚至把"风"作为外感六淫之总代表。风之特性善行百变，病变多端。《经》云："其病各异，其名不同。"风性主动，变症叠起，病情常进一步加重或恶化。故《经》云："至其变化，乃为他病。"这也是百病之首的意思。

所谓"治风先治血"，是指风与人体营血的内在关系。一是风邪入体中，血脉不畅，或是人体脉络空虚，风邪乘虚而入。治以养血祛风，使血脉通畅。风为阳邪，故风搏则热盛，热盛则水干，由此精血不荣，故治风先治血，使邪祛而正不伤。三是内风常由肝血虚所致。因血虚则肝失涵养，内风错动，故当养血以息风。如大秦艽汤，蠲痹汤之当归、川芎，三甲复脉汤之生地黄、阿胶，养血活血以祛风，或养血涵肝以息风，故曰"治风先治血"。血得所养，肾阴阳平，肝风自息。

简论心主血、肝藏血、脾统血

血化生于脾，总统于心，受于肝，靠心气的运行不息、肝脏的调节而供应脏腑组织器官或贮存于体内，靠脾气的统摄循行于脉中而不外溢。心犹如农田用的抽水机、发动机，肝犹如水库及各部闸门，脾如通向各处之管道，共同形成一个"水利灌溉网"。由此血在心、肝、脾三脏共同协作下不断生化充盈，循脉周流全身，以输布营养脏腑组织、四肢百骸。

血靠心气鼓励，心气不足则一方面心血不能正常供应组织，可导致心血不足，即气虚血亏；一方面心血不能正常循行，可造成心血瘀滞，即气虚血瘀。心血本身不足也是血虚的主要原因之一。

血靠脏腑贮藏，肝血不足可导致血虚，肝不藏血可导致出血，出血过多又可进一步形成血虚。肝又调节血液分布。此依赖于肝气疏达，肝气郁结可导致血瘀，即气滞血瘀；疏泄太过则迫血妄行而致出血，这是肝不藏血的主要原因。疏泄不及则血不能供于全身。

血靠脾之生化和统摄。如营养缺乏，气血生化无源，或脾阳

不振，均可导致血亏，脾不统血则血溢于脉外见出血或紫癜，即
气不摄血，久之也可形成血虚。

总之，血靠心、肝、脾三脏化生，统摄贮藏、调节、通行，
一旦发生病变，则可分别造成血瘀、出血、血虚等证。

血虚证之心气不足、心血不足、脾虚血亏，除血虚之共同
症状外，均可见本脏之心悸、脉细、面光、舌淡、头昏、目眩、
肢麻经少、纳减便溏等。血瘀之心阳不振、肝气郁滞，一虚一
实，出血之肝不藏血、脾不统血，一热一寒，在临床上均应明确
分辨。

怎样理解"肾者胃之关"

《素问·水热穴论》有："肾何以能聚水而生病？岐伯曰：肾
者，胃之关也，关门不利，故聚水而从其类也，上下溢于皮肤，
故为浮肿。浮肿者，聚水而生病也。"肾居下焦，主水；膀胱为
腑，开窍于二阴。肾气化则二阴通，肾气不化则二阴闭，闭则胃
上满，故曰："肾者，胃之关也。"关闭则水积，水积则气滞，气
滞则水生，水生则气溢，气水同类，故云："关闭不利，故聚水而
从其类也。"

何谓"治痿独取阳明"

《素问·痿论》有："治痿者独取阳明，何也？岐伯曰：阳明

者，五脏六腑之海……冲脉者，经脉之海……阴阳总宗筋之会，会于气街，而阳明为之长，皆属于带脉，而络于督脉。故阳明虚，则宗筋纵，带脉不引，故足痿不用也。"指出阳明为水谷之海，是五脏六腑营养之源，能营养宗筋。宗筋又主管约束骨节而使关节活动自如。冲脉为总领诸经气血的要脉，能调节十二经气血，故为十二经之海或血海，冲脉能渗透灌溉分肉肌腠，与阳明会合于宗筋。

所谓宗筋，王冰云："横骨上下，脐两旁坚筋，正宗筋也。冲脉循腹夹脐傍各同身之一寸五分而上。阳明脉亦夹脐傍各同身寸之一寸五分而上。宗筋脉于中，故云与阳明合于宗筋也。宗筋聚会，会于横骨之中。从上而下。故曰：阴阳总宗筋之会。宗筋夹脐下合于横骨，阳明辅其外。冲脉居其中。"指出宗筋与冲脉、阳明经脉的关系，阳明则是它们的统领。气街则是经络之气通行的径路。阳明经脉又通过带脉与督脉相联系，所以阳明经脉不足，则宗筋弛缓，带脉也不能收引，就使两足痿弱而不用。因此，治疗痿证要从阳明经脉来治。另外，治痿独取阳明，还因胃是五脏六腑营养之源，胃司纳谷而化生精微，五脏六腑均禀气于胃，胃的功能健旺，则肺津充足，脏腑气血旺盛，肌肉、筋脉、骨髓得以濡养，故有利于痿证的治疗恢复。

体会脾旺于四季

《素问·太阴阳明论》中，帝问："脾不主时何也？"岐伯曰："脾者土也，治中央，不得独主于时。"指出在自然界中，脾属土，寄旺于四时，不单独主旺于一个季节，即土气于四时之中，各于季终寄旺十八日，如立春、立夏、立秋、立冬前各十八日。

在临床脉诊上亦可表现出来。如《素问·玉机真脏论》有："四时之序，逆从之变异，然脾脉独何主？岐伯曰：脾脉者，土也，孤脏以灌四旁者也。"指春、夏、秋、冬四时之脉，各有逆从，变化各异，但独未见脾脉。脾脉究竟主何时令？以脾脉属土，位于中央，为孤脏以灌溉四旁。意指脾旺于四季不单独主时，亦即无时为主。故曰："善者不可得见，恶者可见。"正常四时之脉有胃气，脾旺于四季，即善者不可得见。如脾有病则可见到脾脉，即"恶者可见"。

津液在体内如何运化和输布？肾起何作用

津液来源于饮食水谷，通过胃消化，肠道吸收，经脾的运化上输到肺，肺脏宣发，由三焦水道而流通调节，使水液精微散布周身。外滋荣于四肢百骸，内渗透于五脏六腑，并灌注于十二经络，其剩余部分经肺的肃降作用下输到膀胱，变为尿液排出体外。

津液的运化和输布是个复杂的过程，是许多脏腑互相协调配合的结果。除胃、肠、脾、肺、三焦、膀胱之外，与肝的疏泄、心的推动也有密切关系。其中以肺、脾、胃三脏为主，尤以肾的作用最为重要。《素问·经脉别论》中说："饮入于胃，游溢精气，上输于脾，脾气散精，上归于肺，通调水道，下输膀胱，水精四布，五经并行。"就是对津液在体内输布的简要说明。肾在津液的运化输布过程中起着主持、统辖和管理的作用。肾者，水脏，主津液，就明确指出肾对津液是起主要作用的。精（津）液输布的通路是三焦，水分的贮存、排泄通过膀胱，而肾则统领、管辖这两个脏器。《灵枢·本输》说："少阴属肾，肾上连肺，故将两脏。"正说明此作用。肾对津液的主持管理，就是主管关口的开合。

《素问·水热穴论》说："肾者，胃之关也。"饮自入胃之后，津液的开合升降始终由肾主持。肾对津液的主持开合，具体是靠肾阳温煦升腾的气化作用。肾的气化作用正常，则升降开合有度。开则代谢的水液得以排出，合则机体需要的水液能够在体内潴留，这样便能使体内津液的运化输布维持着相对的平衡。如果肾的气化作用失常，升降紊乱，则开合不利，或流失过多，津枯液竭，或潴留不泄，充斥泛滥，从而引起水液代谢的障碍而导致疾病。肾的气化作用，除"为胃之关""将两脏"之外，无论是脾的运化还是肺的宣降，都要依赖肾阳温煦升腾的气化作用。

方剂的组成原则及其临床意义

方剂的组成原则包括"君、臣、佐、使"，现多用"主辅佐使"来概括。所谓君药,是针对病因或疾病本质(病机)、主症而起主要治疗作用的药物。辅药是协助主药更好地发挥作用的药物。佐药是治疗兼证,或兼制主药以消除某些药物的毒性和烈性,或协同主辅药发挥治疗作用的药物。佐药还有反佐的意思,如在热药中佐以凉药作为反佐的药物,使药对一定脏腑经络作用加强;能直接达到病变部位的药物,即所谓引经药(引药),起调和作用。

温病无汗宜透汗,有汗宜养津

吴鞠通《温病条辨》云:"温病忌汗,汗之不唯不解,反生他患。""病在手经,徒伤足太阳无益。病自口鼻而生,徒发其表亦无无益也。且汗为心液,心阳受伤,必有神明内乱,谵语癫狂,内闭外脱之变。"此语于温热治法,实能独出手眼,其内有功于医学不少。

温病虽不可发汗,但未尝不可透汗,透汗者,养津液以为汗出之原理。温病伤阴最速,而仍宜藉汗以为出路,热始渐退,津液始渐流通,故养津与肺而表即解。杏仁、芦根、香豉、薄荷、沙参、麦冬、竹叶、连翘、绿豆、荆芥、牛蒡子之类,皆是良药,治温病切宜刻顾其津液。一用辛温升发,津则立涸,变症从生。

人素体阴气先伤者,小便必不利,用药伤真阴,小便不利,治须清肺养津,脏气敷布则小便自利,用药忌苓、术、泽、半等药。医者见病治病，误渗其津，则大渴而危，又热气壅于上，胸脘痞闷，大便亦多不利，非用开降之药，透达汗孔，津液不得流通，气机便不下行。诊脉洪而有力，舌苔渐厚，或绛而微黑，津少口干，渐渴而枯，急清肝胆脾胃，生津解热，用生地黄、天冬、麦冬、黄芩、金银花、石斛、石膏、知母、山栀子等药。头痛加薄荷，小便黄加车前子、滑石。

夫汗出过多者，里热熏蒸，损液伤津最速，舌黄而渴，伏邪在肺，舌无苔而亦渴，可用仲景白虎汤及竹叶石膏汤甘寒养津，实降火滋液之妙品。热邪伤津，温疟有汗，舌苔变黑色，连翘、天花粉、石斛、生地黄、麦冬，皆为生津涤暑之良剂。舌苔黄厚大渴，两关俱盛，六脉皆浮，唇干，小便短赤，大便闭结，下证毕具，及热病初起，脉极洪实，神昏目红，二便俱闭，大热大渴大汗，尤宜养津而佐以攻下之品，用白虎汤加生大黄、芒硝、贝母、石斛、天冬、麦冬、生地黄。舌干苔黑，加板蓝根、黄连；苔黑生刺，加犀角（代）、羚角（代）；痰盛，加竹沥、胆南星。务期调其津液，养其肾脏真气，透汗以通其表里，滑降以速其下行，上焦开，津液降，胃气和，于温热治法，思过半矣。

对癌症辨证施治的初步分析

对于癌症，现代医学除手术和化疗外，尚没有很好的特效治疗方法。今将笔者的心得及临床治疗经验，结合《黄帝内经》论述如下，抛砖引玉，供同人探讨。

　　癌是津液损伤，堆积杂乱而形成。人身无处不赖津液以润泽，血无津则涸，骨无津则枯，肤无津则燥，肌无津则消瘦，筋无津则痿痹，发无津则秃落。津液是气血之本，热甚则坚石，虚甚则凝结。《黄帝内经》云："肾肝并沉为石水。"癌细胞秉其肾水不足，元气损伤之际，肝木不荣，下虚上火，虚热过甚，饮食不振，再加上劳累、忧郁、七情所伤、六淫，疾病随之而成，这就是损伤津液，影响其他细胞而形成。中医学认为"积之成也，正气不足而后邪气踞之""正气虚则成岩"。

　　根据众多医案之研究，癌之形成多因由津液亏损，病理分析则有虚、实、寒、热之分。病灶早期很难确认，其症状比较复杂，实非一言可尽。

　　癌症可概括为虚、血瘀、毒聚三大类，多为正虚邪实之证，气血阴阳严重失调，正虚邪实的矛盾突出。临床上不同的症状同时并见，坚硬粗糙为癌，光滑柔软为瘤，而癌的起源与构成，实难揣其棱角。

　　笔者经过长期的考证及临床认为，癌是津液损伤，堆积杂乱而形成，其质坚；瘤是痰湿壅浊滞，光滑而成形，其质软。癌积于微渐，其自觉已难；瘤长于忧郁，其自觉也比较容易。人之五脏六腑，肌肤筋骨，平素赖津液以润泽，得癌症后，津液日久损耗，气血双亏。瘤则生于肌肉之间，血肉所注之处。癌有转移之患，而瘤无放散之虑，摘后可愈。各种癌均有瘀，瘀久必化热，因此，热毒内盛，或瘀热不化，痰气互结，症状丛生，在这种分型交叉重叠的情况下，应遵循辨证施治的原则，灵活处理，扶正祛邪，清热解毒，攻坚破积，通经化瘀，不仅能改善症状，延长生存期，而且能缓解症状，使癌肿缩小或稳定，使阴阳平衡、热毒渐清而取效。

病案举例

病案 1：刘某，女，38 岁。2000 年 1 月 1 日就诊。上内齿根部左右各长一块如枣核大物，坚硬如石，西医确诊为齿根癌，行手术切除并化疗，后经人介绍来笔者门诊就医。

舌苔白腻，脉细数；诊断为阴虚燥结，治宜滋阴补水生津。

【处方】自拟"四参汤"。女贞子 12 克，何首乌 20 克，沙参 20 克，人参 15 克，丹参 30 克，玄参 30 克，当归 12 克，赤芍 9 克，生地黄、熟地黄各 12 克，红花 8 克，生桃仁 9 克。水煎服，每日 1 剂，分早晚 2 次服用。60 余剂后，口腔内坚硬病灶消失。

【方解】女贞子、何首乌补肝肾阳，增强细胞免疫和体液免疫的作用，对化疗或放疗所致的白细胞减少有治疗作用。

病案 2：白某，男，68 岁，肺癌。在肿瘤专科医院治疗 3 个月余，疗效不佳。因拒绝手术，来笔者门诊治疗。

咳嗽气短，胸闷有积水，面色黧黑，舌苔白厚，脉弦滑，为肾阳不足，脾土郁湿，胸腔积液，再加上思虑过度，不能进食，津液亏损以致成癌而引起积水难消。

【治法】补肾滋阴，健脾培土。

【处方】红花参术汤。红花9克,云苓12克,人参20克,焦白术15克,芡实15克,清半夏9克,天冬20克,麦冬15克,广木香9克,陈皮20克,当归20克,生龟甲20克,知母15克,生桃仁9克,玳瑁9克,焦三仙各9克,鸡内金20克,大腹皮9克。水煎服,每日1剂,分早晚2次服用。

按:治癌必须注意"津液",再根据患者不同情况加以辨证,绝不能用死方治活病。以上的方剂仅供参考。唯癌之源来于津液,所以治癌首先应重用生津液的药物,津液旺盛,气血充实,则病可向愈。

有关癌症死亡不外乎以下3点:身体羸瘦,津液已尽,骨柴而亡;癌已扩散,脏腑衰竭而死(主要是肾气不能上达之故);心慌气短死于心衰,主要是肾气亏损不能充心血而发生心慌气短,这是癌细胞扩散、破裂之故。消瘦乃津液枯竭而致;疼痛难忍,乃津液涸竭,气血凝滞;心慌气短,乃津液损耗,不能上达养心。热甚则石坚,寒甚则凝,两个方面的病因不同,在临床上必须审慎。

病案3:赵某,58岁。肺癌,患者拒绝手术,来笔者门诊用中药治疗。

舌苔白腻,脉细沉迟,咳喘气短,素日胸胀满,疼痛,身体虚弱,气郁结于肺腑,引起素日气短,日久凝结而成癌。

【治法】温中培土,滋补肾水。

【处方】自拟润肺化痰汤。砂仁15克,知母15克,肉豆蔻9克,冬虫夏草9克,五灵脂9克,五味子12克,蛤蚧12克,

枸杞子 20 克，当归 15 克，杏仁 9 克，山楂核 30 克，鹿角霜 9
克，法半夏 9 克，红花 12 克，生桃仁 9 克，人参 20 克。水煎
服，每日 1 剂，分早晚 2 次服用。

服药 3 个月后到医院复查，病灶消失。

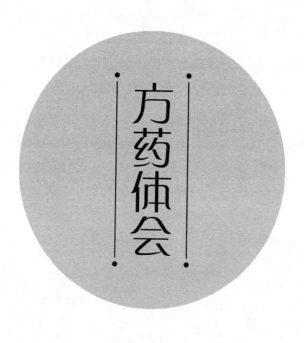

方药体会

血府逐瘀汤治验

血府逐瘀汤：当归6克，川芎6克，生地黄12克，柴胡12克，赤芍6克，红花9克，桃仁9克，枳壳9克，桔梗9克，川牛膝12克，甘草6克。

方解：方中生地黄、当归、赤芍、川芎为四物汤，有活血、祛瘀的功能；柴胡、枳壳、桔梗、甘草有解热、平肝、行气、止咳、祛痰功效；桃仁、红花、川牛膝有活血祛瘀及引诸药下行的作用。血府逐瘀汤出自清代王清任先生所著《医林改错》一书，通过有关病案的观察，凡内科杂病久治不愈者，皆可考虑有关瘀血之凝滞而选用该方，的确药简效宏，很值得探讨。

病案1：周某，女，36岁，石家庄桥西区市场街某厂化验员。

【主诉】低热延绵数月，经医院多方检查，已排除肺结核、风温、尿道感染及肝病引起低热的可能。同时，在治疗上也用了各种方法，俱不见效，后来我所就诊。

【查体】唇痿，舌青，苔薄白，面容消瘦，无力，时感口干，饮而不解，腹痛，外表正常。

仲景云："腹不满，其人言我满，为有瘀血。"瘀热内阻，气血乖逆，故低热，腹满；口唇舌为血华之处，唇痿、舌青是血脉瘀滞之证候。

【治疗】血府逐瘀汤加马鞭草，服至5剂后加生石膏，又服10剂，热退，腹满亦消，他证悉除而告愈。

病案2：赵某，女，34岁，桥东副食厂工人。

【主诉】经来淋漓 10 余天才净，两三年经量渐多且伴有全身不适，如乳房发胀、腹痛。经来有块，色黑紫，平日潮热、烦躁，曾用归脾汤、柴胡疏肝饮、逍遥散等交替治疗，均无效。因血海本有蓄热，用归脾剂太早，则滞而不化。

【查体】患者脉紧而弦，舌红紫，苔薄。

【治疗】非王氏妙法不可奏效，故选用血府逐瘀汤，倍加生地黄、柴胡，连服十余剂而愈。

病案 3：章某，女，34 岁，石家庄某医院护士。患者因面部色素沉着，经内科检查无明显阳性发现，转入我所治疗。

【查体】患者脸容黧黑，如蒙灰尘，暗晦不泽，乃瘀阻窍络所致，其证兼痛经，手心热，口干，多梦。

【辨证】胸中瘀阻。

【治疗】用血府逐瘀汤加水蛭粉（吞服）颇见效，脸部黑色渐退化，连续服药 20 余剂痊愈。

病案 4：刘某，男，35 岁，省某建二处干部。

【主诉】顽固性失眠数年，每于夏季尤剧，有时彻夜不眠，初服安眠药尚见效，日久则无效，近日头部觉有异物笼罩，思想不易集中，压力甚大，影响工作和学习。根据以上情况，当是"阳气不能下达阴血之分，故目不暝"。

【查体】脉弦涩，舌紫。

【治疗】瘀滞窍络，夜不能睡，用安神养心药治疗不效。血府逐瘀汤原方加远志 6 克，炒酸枣仁 25 克，瓜蒌 9 克，茯神 9 克，水煎服，10 剂向愈。

少腹逐瘀汤治验

患者刘某，女，25岁，石家庄市大兴纺织厂工人。

【主诉】21岁结婚，婚后痛经，月经周期紊乱，经来色紫，有血块，结婚数年无生育。

【查体】刘某体质素壮，无其他病史，舌苔白腻，肝脉弦沉无力，肾气虚寒。

妇人不孕，其经或前或后，或多或少，行经作痛。经色不正或紫、黑、淡、凝而不调，不调则气血乖争，不能怀孕。脉涩而不畅，舌紫苔薄，脸色苍黑，有瘀斑，手心灼热，口干失眠。

【辨证】气瘀搏结于少腹，冲任无权。

【治疗】血府逐瘀汤1剂。平日予少腹逐瘀汤，经来前连服5剂。本方由当归、川芎、延胡索、肉桂、没药、炮姜、五灵脂、炒小茴香、生蒲黄、赤芍共十味药组成。

治疗3个月，月经正常，腹痛消失，停服血府逐瘀汤。经前续服少腹逐瘀汤5剂，半年后怀孕，后生一男孩。

少腹逐瘀汤主治瘀在少腹，致肝肾功能失调，或寒凝气滞，疏泄不畅，症见少腹作痛，或积块，或月经不调等。本患显系气血瘀滞于少腹，故有经行不畅且痛、经色紫、脉涩、舌紫暗等症状。瘀血阻滞，气机不畅，肝肾失调，冲任升降无权，胞宫因而失养，故长期不孕。

上述诸症都是少腹瘀血所致，所以用蒲黄、五灵脂、川芎、没药、延胡索活血行血；因为血得温则行，所以又用肉桂、炮姜温经散寒；小茴香祛寒理气，既引药下行，又能行气以活血。因本方有消瘀止痛作用，瘀血消除，月经自然正常，这就是根据"瘀血不去，出血不止"的临床经验总结的一种治法。

按：笔者认为，少府逐瘀汤在临床上对某些病证治疗效果是很好的，应用范围也是比较广泛的。仅限于个人点滴知识，不能概括全面。当然自己在临床还有许多病症治疗没有运用此方，这一点是可以肯定的，尚有待今后继续探究，使少府逐瘀汤得到更多方面的应用。

参紫汤治疗白癜风

白癜风是一种色素代谢异常的皮肤病。中医学认为白癜风是风邪搏于肌肤，气血失和所致，是局部的气血凝滞，经络不通。笔者临证中常用下方加减取效。

【处方】紫河车1对，紫草9克，丹参30克，川芎12克，浮萍9克，琥珀6克，刘寄奴15克，地龙20克，牡丹皮15克，土鳖虫12克，威灵仙15克，水煎服，每日1剂，早晚各服1次，1个月为1个疗程。有效可续服2～3个疗程，直至向愈。

本方以补血活血通络为主，以祛风为辅。疏风和血通络，则气血失和之白癜风用之，好转或改善有望。

姜矾汤治疗痰厥

过去治疗痰厥，多用效方导痰汤，但药味繁多，用之不甚便利，而姜矾汤治疗痰厥则较为简便，疗效颇佳。基本方如下。

【处方】生姜60克，生白矾12克。用时捣成糊状，加水适量，于患者口中徐徐灌下。

【方解】生白矾性味酸寒，燥湿祛痰；生姜性味辛温，下气祛痰。两药合用可迅速行气祛痰。

病案：任某，女，69岁，突然昏倒，顺嘴吐痰（沫），不省人事。

【查体】昏厥不醒，四肢僵冷，口噤握拳，气壅息粗，喉中痰鸣，口吐痰涎，舌苔厚腻，脉沉滑。

【辨证】痰厥证（实证）。

【治疗】灌姜矾汤1剂，配合针灸天突穴，痊愈。

黄芪的探讨和应用

黄芪味甜性温，有补气、止汗、生肌、利尿等功能。黄芪对正常心脏有加强收缩力的作用，对中毒或疲劳所引起的心力衰竭等心脏病作用更为明显。黄芪有扩张冠状血管和刺激全身末梢神经的作用，能改善皮肤血液循环和营养状况，并能降低血压，有利尿作用，对肾炎有一定的疗效。黄芪在体外对肺炎球菌、金黄色葡萄球菌、链球菌、白喉杆菌等有抗菌作用。

慢性病体质虚弱、全身倦怠、四肢无力等，用于气虚懒言、稍动即喘、消化力弱、脱肛、子宫下垂、脉细无力等，皆有良效。

【处方】

自拟参芪汤：黄芪25克，党参15克，甘草9克。如见头晕、心悸、口唇甲苍白、手足发麻等，可加熟地黄9克，当归9克。水煎服，每日1剂，每日2次，可补益气血。

黄芪防风汤：黄芪15克，防风9克，白术9克，云茯苓9克，车前子12克，甘草6克。水煎服，每日1剂，每日2次。慢性肾炎见水肿和蛋白尿者可用。

黄芪建中汤加减：黄芪12克，桂枝9克，白芍9克，甘草9克。水煎服，每日1剂，每日2次。有补气、祛湿、止痛等作用。溃疡病大都为虚寒证，在巩固疗效阶段可用。

自汗和盗汗验方：黄芪15克，生龙骨9克，生牡蛎9克，浮小麦9克。水煎服，每日1剂，每日2次。倘若盗汗是因阴虚内热引起，如有午后低热上火、心烦、失眠、多梦、手足心热、夜间盗汗、咽喉干痛等症，可用黄芪12克，黄芩9克，黄连9克，黄柏12克，生地黄、熟地黄各9克，当归9克（即四黄汤）。水煎服，每日1剂，每日2次。

玉女煎治疗三叉神经痛

三叉神经痛系指严格局限于面部三叉神经分布区的阵发性、短暂性剧烈疼痛。起病多自三叉神经第二支（上颌支）或第三支（下颌支）开始。由第一支（眼支）起病者甚为罕见。疼痛多是急骤发生，呈阵发性，电击样和火烙样剧痛，严重者可伴有面部肌肉抽搐，口角牵向一侧并有结膜充血、流泪、流涎等症状，故又有痛性抽搐之称。

齿属肾，上下统属阳明经，说明齿与肾、手足阳明经脉关系至为密切。《灵枢·经脉》曰："胃足阳明之脉，起于鼻之交頞中，旁纳太阳之脉，下循鼻外，入上齿中，还出挟口，环唇，下交承浆，却循颐后下廉，出大迎，循颊车，上耳前，循发际，至额颅。大肠手阳明之脉，其支者从缺盆上颈，贯颊入下齿中，还出挟口，交人中，左之右，右之左，上挟鼻孔。"手足阳明经脉在面部循行部位，似与三叉神经出脑后，在半月神经节凸侧处分出三支布于面部的区域颇相一致。近年研究手足阳明经脉之主穴，如地仓、承泣、颊车、下关、迎香等，皆有三叉神经分支。因此，笔者设想，肾与手足阳明经脉的藏象、经络病变，是三叉神经痛临床诸证产生的病理生理依据和基础。

玉女煎出于《景岳全书》，实为阳明气火有余、少阴阴精不足而设。方取白虎汤中石膏、知母二味，清阳明有余之火；熟地黄滋阴精之不足，麦冬养阴清肺，与熟地黄合伍，取其肺肾相生之意；牛膝导热下行。此乃辛凉合甘寒法，以求壮水制火之作用。

临床应用之时尚嫌药力不足，故笔者常增入玄参，以取滋阴降火之功；白芷以散头面阳明风热；防风乃风中润剂，祛风而无伤阴之弊，且可引药至病处；细辛乃牙痛要药，入少阴血分；藁本、羌活为治疗头面风痛不可缺少之品；此外，随症可配用川芎、三七、延胡索之类。此方有滋阴清火祛风、散瘀止痛之功。阳明有余之火得平，则病可自愈。

自拟镇痛活血熄风汤：生石膏（先煎）40克，熟地黄9克，玄参20克，知母15克，麦冬20克，延胡索9克，香白芷9克，防风12克，细辛6克，三七（分冲）15克。

随症可加川牛膝、荆芥、川芎、藁本等药。在临床上，面部三叉神经痛往往被误诊为牙痛，久治不愈，用此方治疗收效颇佳。

柴葛解肌汤临床应用

陶华陶节庵的《伤寒六书》中曾载有柴葛解肌汤一方，并注明其"专为阳明经病而设"。

【处方】柴胡9克，葛根9克，黄芩9克，芍药15克，桔梗12克，羌活9克，白芷9克，生石膏30克，大枣3枚，生姜3片，甘草6克。

羌活、桔梗为太阳经药；柴胡、黄芩、芍药为少阳经药；葛根、白芷、生石膏为阳明经药。

此方用于邪在三阳经之病，效果颇佳。尤其对高热、寒热往来、头痛（痛在前额、巅顶、后脑部均可）。

除陶氏柴葛解肌汤外，另有程国彭程氏的柴葛解肌汤，其方剂的组成在陶氏的原方基础之上去羌活、白芷、桔梗、石膏，加麦冬、生地黄、知母、贝母等组成。

据笔者个人体会，从解热效果而言以陶氏方为佳，但对于发热而兼有肺阴虚的咳嗽、痰稠，还是用程氏方为妙。

养血祛风药治疗皮肤瘙痒症

【处方】当归12克，防风12克，蛇床子15克，熟地黄9

克，生地黄 12 克，蝉蜕 15 克，苍术 15 克，炮甲珠（代）9 克，苦参 20 克，蒲公英 30 克，紫花地下 20 克，白鲜皮 12 克，生姜为引。水煎服，每日 1 剂，每日 2 次。药渣煎水洗身体效果更佳。

皮肤瘙痒症，病程短者半年，长者数年。发病多在秋冬季节（特别是霜冻期）。主要症状为入睡前后痒甚，皮肤除有抓痕和血痂外，无其他原发皮疹，无明显发病诱因。瘙痒以躯干和下肢为甚。笔者用此方，数十年来治愈者甚多。

黄连阿胶汤治疗阴虚失眠证

【处方】黄连 9 克，黄芩 9 克，白芍 15 克，阿胶珠 12 克，鸡蛋黄 3 个，茯神 9 克，炒酸枣仁 15 克，甘草 9 克。水煎服，每日 1 剂，分早晚 2 次服用。

《伤寒论》曰："少阴病得之二三以上，心中烦，不得卧。黄连阿胶汤主之。"少阴病的全局为全身性虚寒证，心中烦，不得卧，是少阴病变证，乃病邪从阳化热，阴虚阳亢所致。不得卧者，不能寐之甚也。少阴者，手少阴心、足少阴肾。肾属水，心属火，水升火降，则心肾既济而能安寐，心肾不交，则神明受扰。此方用于阴虚失眠，临床疗效颇佳。

理冲汤治疗"癥瘕"案

理冲汤是近人张锡纯先生之方，为补正逐邪之剂。

【处方】黄芪 12 克，党参 15 克，白术 9 克，生山药 20 克，鸡内金 12 克，天花粉 12 克，知母 9 克，三棱 6 克，莪术 6 克。

【主治】妇女经闭或产后恶露不尽，以及脏腑癥积等证。"若积久而正气已虚或素体衰弱，不任克伐者，攻邪而不养正，则邪未祛而正已伤。"

【方解】方中党参、黄芪、生山药养正；三棱、鸡内金活血祛瘀、健胃消食，并有党参、黄芪之升阳，知母、天花粉之滋阴，温而不燥，凉而不寒，补而不滞，攻而不猛，诚为温运和平、养正逐瘀、消积散结之佳方。

瘀血坚甚者加生水蛭。张氏谓："（水蛭）破瘀血而不伤新血。"又曰："（水蛭）破瘀血者，乃此物之良能，非其性之猛烈也。"

【注意】用时需认真辨证，不可误也。水蛭味咸，专入血分，于气分丝毫无损，此药既能散瘀血、消癥瘕，又不伤正气，为治疗癥瘕之要药。笔者认为子宫肌瘤亦属此范畴，故以理冲汤加味治疗，疗效较好。

病案 1：王某，女，42 岁，1970 年月经断绝后患白带过多，妇科检查为"子宫肌瘤"，准备手术。患者体质虚弱，惧于手术，来笔者诊所治疗。

【查体】体瘦弱，纳食较差，其他症状未见异常，脉沉弦。

血为寒凝，流行不畅，气滞血瘀，积久结为"瘕"。《灵枢·水胀》谓："石瘕生于胞中，寒气客于子门，子门闭塞，气不得通，恶血当泻不泻，衃以留止，日以益大，状如怀子……"

治当补正逐瘀，散结破瘕。但因病久体弱，不可急于求治，宜以丸药缓解，即用理冲汤加味。

【处方】黄芪 30 克，党参 20 克，白术 25 克，生山药 50 克，鸡内金 15 克，三棱 9 克，莪术 9 克，天花粉 20 克，知母 12 克，水蛭 9 克。共为细末，炼蜜为丸。每服 1 丸，日 2 次，白水送服。

月余病情大见好转，在原方基础上加生干姜、枳壳、小茴香，继服 1 个月，后告愈。

病案 2：刘某，女，45 岁，1963 年秋月经紊乱，久治不愈。并发现小腹右侧结一包块，大如鸡卵，妇科检查为"子宫肌瘤"，建议手术切除。患者不欲手术，愿服中药，转中医治疗。

【查体】腹内阵阵发热，热甚时两目视物模糊不清，面部潮红，食欲缺乏，胃部不舒服。诊右小腹有一结块，质硬压痛。脉沉弦而涩，舌质紫暗、苔薄白。《灵枢·经脉》谓："足厥阴之脉……过阴器，抵小腹。"

因患者易急躁忧郁，致使肝郁气滞，血流凝涩，气滞血瘀，久而结瘕。血瘀既久，暗生内热，故腹内时有热感。拟疏肝理气，破积化痰。

【处方】自拟"疏瘀汤"：黄芪 60 克，党参 25 克，白术 20 克，生山药 60 克，穿山甲（代）15 克，天花粉 18 克，知母 12 克，鸡内金 25 克，三棱 9 克，莪术 9 克，水蛭 9 克，鳖甲 12 克，共为细末。炼蜜为丸，每丸重 9 克，每日早晚各 1 丸，开水送服，月余后告愈。

麻杏石甘汤用于急性肺炎证治体会

急性肺炎之初起，必发剧烈之寒战，历数小时后，体温上升。咳痰稠黏不爽，尤以痰吐红褐色如铁锈者为本病之主征，故每见鼻翼扇动之象。脉搏洪大滑实。热势过高，则见脑腑症状，如神昏谵语、手足痉挛等，此时病势见象虽恶，但治之得法，奏效亦速。如病体虚弱，突然出现热度退减，脉搏芤涩，皮色发白者，极危殆。

中医治肺炎当推仲景之麻黄、石膏系列方剂。考仲景用麻黄、石膏之方颇多，如大青龙汤、越婢汤、大青龙加石膏汤、麻杏石甘汤等。但大青龙汤内有桂枝，宜于肺炎初起之有表证而恶寒者，而肺炎之表证而恶寒者为时颇暂，故大青龙汤应用之机会较少。越婢汤内有生姜，足以牵制他药之效力。小青龙汤偏于辛温，适宜肺炎之表证重而热度不高者。皆不若麻杏石甘汤之应用广泛而妥善。

麻杏石甘汤用麻黄、杏仁、石膏、甘草。麻黄乃温热家所视为辛温发汗之品，在大禁之例，故虽遇有麻黄证亦必忌而不用，殊不知麻黄之发汗必合姜、桂，若协石膏同用，则非但不发汗，且可镇咳逐水，共成辛凉性之清热止汗剂。读仲景书者，应知汗出用麻黄、石膏无禁。麻黄之主要功用，考上古之记载，及证以近世之发现，确有排除水毒、舒缓支气管痉挛之作用，能升高血压。石膏为本方之要药，但必重用，具强有力之消炎止血、强心解热作用，对于肺炎、胸膜炎，厥功殊伟；若因肺炎而致心脏衰弱，古方用其治阳明病之口渴大热，以其又能中和酸性毒素，故肺炎之热高者，石膏亦属不可缺少之药。杏仁为镇咳祛痰药，能减轻肺炎之咳逆而使痰涎易于咳出。甘草为缓而有黏滑性之祛痰润肺药，可解除肺炎之咳痰不爽、痰涎稠黏等。笔者用此方加减治斯病甚多，皆具卓效。合各药之功用，有镇咳、解热、祛痰、强心功效。

清瘟败毒汤加味应用

【处方】生石膏 25 克，生地黄 12 克，水牛角（原方为犀角）9 克，川黄连 9 克，牡丹皮 12 克，栀子 9 克，桔梗 15 克，黄芩 9 克，知母 12 克，赤芍 9 克，玄参 25 克，甘草 9 克，连翘 9 克，竹叶 15 克。水煎服，每日 1 剂，早晚 2 次服用。

腮腺炎：此病由口腔内沿腮腺管向上蔓延至腮腺。腮腺唾液分泌减少引起感染。此处及一侧或两侧下颌角处，疼痛开口稍感困难，肿胀加重，甚者可引起腮腺脓肿。治之可用清瘟败毒汤加板蓝根 50 克，泽兰叶 12 克，水煎服。

牙脓肿：曾治一妇，因拔牙化脓，细菌感染，疼痛难忍，久治不愈。用清瘟败毒汤加没药 9 克，冰片 3 克，香白芷 9 克，细辛 3 克，蒲公英 15 克，水煎服。该患者连服此药 3 剂，肿消痛止，告愈。

桂枝在麻黄汤中的功用

关于桂枝在麻黄汤中所起的作用，究竟是发汗还是止汗，历代各家看法很不一致。有人认为桂枝是协助麻黄发汗。张秉成等认为桂枝非但不能协助麻黄，反而牵制麻黄发汗等。总之众说纷纭，莫衷一是。

《内经》云："辛甘发散为阳。"桂枝能发散无疑。在《内经》理论指导下，笔者认为，桂枝配麻黄是协助的作用。桂枝辛甘而温，气薄升浮，入太阴肺经、太阳膀胱经，温经通脉、发汗解肌，治伤风头痛、中风自汗，可调和营卫，使邪从汗出。由此不难看出桂枝之发汗其药理作用在于调和营卫，使邪无所处，故自汗而解。

《伤寒论》四十二条云：太阳病，外证未解，脉浮弱者，当以汗解，用桂枝汤。五十三条曰：病常自汗出者，复其时发汗则愈，用桂枝汤。桂枝汤系以桂枝为君，那么桂枝能发汗的作用已毋庸怀疑了。

综上所述，单味桂枝的作用是"无汗能发，有汗能收"。但桂枝在麻黄汤中的功用是协助麻黄发汗而不是监制麻黄止汗，这也是应该肯定的。

单味三七治疗功能性子宫出血点滴体会

三七为菊科多年生草本植物，能活血化瘀，消肿止痛。多年来，笔者单用三七粉止血，治疗月经不调及外伤均获良好效果。

病案 1：洪某，女，46 岁。功能性子宫出血，连续 3 周出血不止，经医院治疗见效甚微，后采用三七粉，煎后加适量红糖，每日 3 次，连服 4 日，血止痛愈。

病案 2：李某，女，21 岁。月经不调 1 年，用三七粉 12 克，水煎趁热服下，每日 2 次，仅服 5 剂，月经正常。

三七，性温，味甘、微苦，归肝、胃二经。本药含多种皂苷，如人参二醇、齐墩果酸、人参三醇等，故能缩短凝血时间，并对血管有收缩作用。临证通用于子宫出血不止，颇见良效。

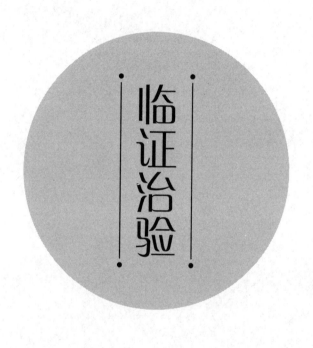

临证治验

阑尾炎

阑尾是个盲管，管腔狭小，容易发生阻塞和炎症。阑尾炎常因饮食不节，宿食内停，湿热郁结，以致肠胃功能失调，或奔走跳跃而引起。中医学没有阑尾炎之名，本病可归入"肠痈"范畴。

本病为实证、热证，治宜行气化瘀、清热解毒。一般来说，急性单纯性阑尾炎或阑尾脓肿局限于右下腹部，伴有局限性腹膜炎，或症状不太严重的慢性腹膜炎，无休克趋向者，均可在严密观察下，实行中西医结合的非手术治疗，但治疗必须彻底，待炎症消退，脉象不数，才可停止治疗，以防止复发。

如病情发展或有下述情况之一者，须手术治疗：一是急性阑尾炎穿孔合并腹膜炎者，有发生感染、休克的可能；二是复发性阑尾炎。

1. 瘀滞型 腹痛从上腹或脐周开始，逐渐转为右下，腹部持续性疼痛、拒按，有反跳痛，轻度发热，恶心呕吐，食欲缺乏，小便短赤，大便秘结或溏清，苔多白腻或微黄，脉数滑。

【治法】行气化瘀。

【处方】红花丹皮汤。川楝子9克，延胡索12克，牡丹皮15克，红花、生桃仁各12克，广木香9克，金银花15克，生大黄（后下）15克。

若恶心呕吐较甚者，加法半夏12克，竹茹12克；便秘，加冬瓜仁15克。此外还可用大黄牡丹汤。

针刺：阑尾、足三里，配阿是穴。发热取曲池、合谷；恶心呕吐取内关、上脘；腹胀取中脘、天枢。留针 20～30 分钟，每天 1～2 次。

2. 蕴热型 右下腹剧痛，拘急拒按或触及包块，高热，口干渴，便秘，尿赤，舌红苔黄或白，脉洪数。此型多为较重之阑尾炎或阑尾炎脓肿早期合并轻型腹膜炎。

【治法】清热解毒，活血散瘀。

【处方】丹皮楝子汤。败酱草 12 克，蒲公英 15 克，牡丹皮 9 克，川楝子 9 克，赤芍 6 克，红花、桃仁各 9 克，连翘 9 克，金银花 15 克，甘草 6 克。

若热重，加黄连 9 克，黄芩 9 克；若舌苔黄腻、脉滑数者，加薏苡仁 12 克，冬瓜仁 15 克。

3. 毒热型 高热，口渴喜饮，面红耳赤，右下腹压痛及反跳痛明显，腹部拘急拒按，疼痛，恶心呕吐，不欲饮食，尿赤便秘，舌苔黄或老黄、干，脉洪大而数。此型多为阑尾炎穿孔、严重坏疽性阑尾炎或合并腹膜炎。

【治法】清热解毒。

【处方】银花公英汤。金银花 15 克，蒲公英 20 克，冬瓜仁 9 克，生大黄 12 克，牡丹皮 15 克，广木香 9 克，川楝子 9 克，甘草 15 克。

高热，可加生石膏 30 克，川黄连 9 克，黄柏 12 克；口渴甚，加天花粉 30 克，石斛 9 克；恶心呕吐，加竹茹 9 克，芦根 9 克；若出现膀胱刺激征者，见尿频、尿急，可加木通 9 克，滑石粉 9 克，甘草梢 15 克；若出现直肠刺激征者，见腹泻，里急后重，可加川黄连15克，黄柏9克，广木香9克，白芍12克，怀山药15克。水煎服，日1剂，早晚2次服用。

病案举例

病案1：张某，女，26岁。腹痛2天，来院门诊。2天前上腹部疼痛，恶心呕吐，后转移右下腹阵发性疼痛，逐渐加重。体温38℃，脉数滑，舌苔白腻、黄厚，右下腹肌紧张，压痛明显，有反跳痛。

【诊断】急性单纯性阑尾炎。

【处方】自拟"当归银花汤"。当归12克，蒲公英50克，金银花35克，连翘9克，大黄12克，牡丹皮9克，生桃仁12克，没药9克，薏苡仁24克，黄芩20克，黄柏20克，甘草9克。水煎服，日1剂，早晚2次服用。

服用3剂后，体温正常，症状消失，1年后随访无复发。

病案2：陈某，女，21岁。右下腹痛9小时来门诊。9小时前上腹隐痛，2小时后转移至右下腹，呈持续性疼痛，阵发性加重，伴有恶心，未吐。平素体健。

体温38.3℃，脉弦滑，舌质红，苔薄白，心肺未见异常，腹平坦、软，右下腹压痛、反跳痛，腰大肌征阳性。

【诊断】急性单纯性阑尾炎（瘀滞期）。

【处方】桃仁丹皮汤。红花9克，生桃仁9克，牡丹皮9克，桔梗15克，紫花地丁15克，杭白芍9克，金银花30克，连翘15克，败酱草9克，大黄（后下）6克。

因瘀血过多，故在原方的基础上，加活血药赤芍6克，红藤

9克。

服药后第1天腹痛明显减轻，体温降至37.5℃，第4天自觉症状消失，体温正常，白细胞数正常。病愈出院。

病案3：安某，男，63岁。右下腹疼痛4天来诊。4天前突然有冷热感，2小时后出现右下腹阵发性疼痛、恶心，以往无同样症状发作史。

体温37.4℃，脉滑数，舌质红，苔白。心肺未见异常，腹平坦、软，右下腹有明显压痛、反跳痛，无肌紧张，腰大肌征阳性。

【诊断】急性阑尾炎（蕴热期）。

【处方】当归公英汤。当归12克，赤芍9克，蒲公英20克，牡丹皮12克，生地黄12克，延胡索9克，乌药9克，黄柏9克，甘草9克，大黄15克，川厚朴9克。水煎服，每日2剂。

第1天自觉症状明显好转；第3天自觉症状基本消失，仅右下腹有轻度深压痛；第4天起改为每天1剂阑尾化瘀汤。

红花9克，生桃仁9克，牡丹皮9克，桔梗15克，紫花地丁15克，杭白芍9克，金银花30克，连翘15克，败酱草9克，大黄（后下）6克。7天愈。

病案4：陈某，男，18岁。因下腹疼痛来门诊就医。开始时下腹部（脐下）持续性胀痛，后蔓延至右下腹，伴阵发性绞痛，无恶心呕吐。

体温38.9℃，舌质淡，舌苔黄腻，脉弦滑有力；心肺未见异常；腹平坦，右下腹肌紧张，全腹有压痛，以右下腹麦氏点最明显，两下腹仍有反跳痛，肠鸣音减弱，腰大肌征阳性；白细胞

12×10^9/L，中性粒细胞 80%。

【诊断】急性化脓性阑尾炎，局限性腹膜炎（毒热期）。

【处方】银花公英汤。金银花 15 克，蒲公英 20 克，冬瓜仁 9 克，生大黄 12 克，牡丹皮 15 克，广木香 9 克，川楝子 9 克，甘草 15 克。每日 2 剂，辅以外敷消炎散。

服药第 1 天自觉症状减轻，腹痛可以忍受；第 3 天腹痛局限于右下腹，体温降至 36.2℃；第 6 天自觉症状消失，每日进食良好。改阑尾消化汤。

【处方】败酱草 12 克，蒲公英 15 克，牡丹皮 9 克，川楝子 9 克，赤芍 6 克，红花、生桃仁各 9 克，连翘 9 克，金银花 15 克，甘草 6 克，鸡内金 15 克，广陈皮 12 克，焦三仙各 15 克。每日 1 剂，并停用外敷药。

第 10 天症状消失，再改用阑尾化瘀汤，续服 3 剂，每日 1 剂，痊愈。

附：急性阑尾炎的单方验方

大黄牡丹汤：生大黄 6 克，芒硝 6 克，冬瓜仁 9 克，牡丹皮 9 克，生桃仁 12 克。

薏苡附子败酱汤：薏苡仁 9 克，附子 6 克，败酱草 12 克。水煎服，日 1 剂，早晚 2 次服用。

薏苡仁汤：薏苡仁 12 克，牡丹皮 12 克，天花粉 15 克，生桃仁 9 克，杭白芍 15 克。水煎服，日 1 剂，早晚 2 次服用。

复方大黄牡丹汤：生大黄 12 克，薏苡仁 9 克，冬瓜仁 9 克，牡丹皮 12 克，黄芩 9 克，紫花地丁 15 克，连翘 12 克，生桃仁 9 克，青皮 6 克，红花 9 克，甘草 6 克。水煎服，日 1 剂，早晚 2

次服用。

仙方活命饮：金银花 20 克，蒲公英 2 克，川贝母 12 克，天花粉 15 克，乳香 3 克，没药 9 克，赤芍 6 克，皂角刺 6 克，陈皮 9 克，当归 9 克，甘草 15 克，防风 9 克。水煎服，日 1 剂，早晚 2 次服用。

丹皮汤：薏苡仁 9 克，冬瓜仁 9 克，牡丹皮 9 克，败酱草 12 克，金银花 20 克，蒲公英 25 克，生桃仁 6 克，枳壳 9 克，杭白芍 9 克。水煎服，日 1 剂，早晚 2 次服用。

厚朴大黄饮：蒲公英 25 克，川厚朴 12 克，皂角刺 6 克，生大黄 9 克。水煎服，日 1 剂，早晚 2 次服用。

鹅掌风

鹅掌风是一种常见的传染性皮肤病，现代医学认为是一种"传染性癣病"。

患者患部常皮肤粗糙，附有层状鳞屑，边界清楚，可伴不同程度的瘙痒。此病在夏秋季节常因水疱瘙痒糜烂而感染，冬天还易发生破裂，往往影响劳动或工作，且不易治愈，有时治愈后常因感染而复发。

【处方】藿香苦参液。黄精 20 克，藿香 15 克，白鲜皮 15 克，地肤子 9 克，蛇床子 9 克，苦参 20 克，葱白 3 根，明矾 6 克。置瓦盆内，用食醋 1.5 千克浸泡 48 小时后，即可应用。

【应用】将患部浸泡十余分钟，每日 1 次，10 天为 1 个疗程。笔者多年用此方，效果较好。

【注意事项】本药液易挥发，每次使用后应妥善密封，可保存1年左右。若冬季太冷，可加温后使用。

病案举例

刘某，男，36岁。右掌患鹅掌风4年，掌面皮肤干燥，粗糙，有片，脱片，边界清楚，每年冬天破裂，此为角化型手癣，中医学认为由湿毒侵犯肌表所致。用藿香苦参液2个月余，获显效。本药可抑制细菌、真菌感染力，对感染所致的各种皮肤病有较好的疗效。

斑 秃

斑秃俗称"鬼剃头"，常由于精神过度紧张或受刺激后发生。中医学称本病为"油风"，认为是因毛孔开张，风邪乘虚而入，以致风盛血燥，不能滋养毛发所致（《医宗金鉴》）。

【处方】内服自拟"斑秃丸"。生地黄20克，熟地黄20克，白芍30克，五味子25克，丹参40克，何首乌60克，羌活30克，木瓜20克，川芎12克，当归9克，桑枝12克，共为细末。炼蜜为丸，白水送服，每日3次。

【方解】生地黄、熟地黄、何首乌滋阴生发。当归、丹参补血养血，羌活、木瓜祛风邪，五味子生津滋肾，白芍柔肝调血，总之，本方有补血祛风、滋养生发的作用。服药1个月左右可基本痊愈。

子痫目血

赵某，女，29 岁。妊娠近 10 个月，忽发足甲剧痛，同时两目流血、头痛，呕吐大汗，神迷肢禁，目吊口噤。脉弦劲急，舌淡苔薄。

【辨证】阴虚热炽，肝风内动，属子痫前驱证。

【治法】养阴濡液，平肝息风。

【处方】水牛角（原方为犀角，冲）1 克，炒酸枣仁 15 克，墨旱莲 9 克，女贞子 12 克，阿胶珠 12 克，钩藤 15 克，沙参 20 克，菊花 20 克，天冬 15 克，仙鹤草 15 克，牡丹皮 12 克，玄参 12 克。

服上药 3 剂。目血已止，神志渐清，仍感胃逆、咽干、头痛、失眠。系大病后亏损未恢复。余波未静，再予和胃、养阴、安神之剂。

沙参 15 克，茯神 12 克，玉竹 15 克，石斛 12 克，炒麦芽 15 克，生白芍 20 克，白术 9 克，藿香 12 克，女贞子 12 克，墨旱莲 9 克。水煎服，每日 2 次。连服 4 剂，痊愈。

瘰　疬

病案 1：王某，男，21 岁。半年前，右颌下生一结节如蚕豆，推之能动，不觉疼痛，经用清热药和西药链霉素注射效果不佳。结节渐增，形如鸡卵。

【查体】头左侧倾斜，右颌下结节按之坚硬，推之不动，皮色未变。

【辨证】中医学称之为"瘰疬"，由性情不畅，气滞痰浊凝结于颈部所致。

【处方】海藻昆布汤。海藻 12 克，昆布 15 克，浙贝母 20 克，郁金 15 克，青皮 12 克，玄参 20 克，生牡蛎 9 克，橘核 20 克，枳实 9 克，甘草 9 克。水煎服，每日 1 剂，分 2 次服。

近数旬，肿块全散，皮下波动，再加红花 9 克，生桃仁 9 克，蒲公英 15 克，黄柏 9 克，生地黄 6 克，活血祛瘀之药数剂，病愈。

病案 2：刘某，女，26 岁。颈淋巴结核，西医治疗数月未愈。

【处方】祛瘰汤加味 1。半夏 9 克，白芥子 9 克，连翘 15 克。水煎服，每日 2 剂。

肿块变软，连成一片，按之有波动感，再加赤芍 9 克，生桃仁 12 克。用 2 剂的剂量，研末，每天 3 次冲服，后愈。

病案 3：张某，男，26 岁，工人。颈淋巴结核如蛋大，破溃流脓。在院连续注射链霉素无效。

【处方】祛瘰汤加味 2。青皮 12 克，紫草 12 克，丹参 20 克，连翘 15 克，延胡索 15 克，赤芍 12 克，夏枯草 20 克。水煎服，每日 2 次，连服 40 余剂痊愈。

按：颈淋巴结核是一种结核杆菌感染所致的疾病，中医学称为"瘰疬"，清代陈士铎云："瘰疬之症多起于痰，而痰块之生多起于郁，海藻、昆布、浙贝化痰以清其源，青皮、郁金、枳实理气以解其郁，玄参、牡蛎、橘核软坚以散结。药既对症，获效明显。"甘草与海藻，虽属中药配伍禁忌之本草"十八反"内容之一，但前人也有破例应用者。如《医宗金鉴》海藻玉壶汤。海藻与甘草同用是"相激为用"，更能起到软坚散结作用。方中还用到了半夏、白芥子之类的药物，主要意在治疗结核，增强化痰作用。连翘、夏枯草主要针对破口溃疡流脓液，起清热解毒、祛痰散结的作用。

附：消瘰疬丸

玄参60克，生地黄50克，生牡蛎15克，川贝母（去心蒸）30克。共为细末，炼蜜为丸，开水服，每日3次，效果甚好。

胃及十二指肠溃疡

胃及十二指肠溃疡为常见的一种慢性疾病，胃溃疡主要发生在胃小弯和胃窦部（幽门部位），十二指肠溃疡多发生在十二指肠球部，一般认为与精神和饮食、药物刺激有主要关系。病症部位一般在剑突下或上腹正中偏左，十二指肠溃疡病位多在上腹偏右。疼痛多在饭后半小时之内较重，可持续1～2小时，多反复。重症可出现呕血、柏油便或心悸、口干、出冷汗、面色苍白、烦躁、脉弦紧、血压下降等。

【处方】法半夏9克，乳香6克，枳壳12克，黄连15克，桑寄生20克，广木香9克，海螵蛸15克，栀子9克，吴茱萸12克，瓦楞子9克，五灵脂9克，甘草6克。水煎服。

鼓 胀

白某，男，42岁。数月前因情怀不畅，抑郁成病，又加感冒失治，延病成鼓胀。经当时医院检查确诊为肝硬化，因治疗收效不大，而来中医门诊。

面微黄，形状消瘦，腹胀肋痛，便溏，皮肤隐现瘀点，脉细促，舌淡，苔薄而润。肝脾大。

【辨证】积聚，癥瘕。今已现腹水，则为鼓胀无疑。

【处方】鸡金茅根汤。生鸡内金12克，白术15克，丹参15克，大腹皮12克，怀山药25克，白茅根20克，三棱10克，茯苓15克，广郁金15克，醋香附15克，陈皮9克，川厚朴12克，小青皮10克，柴胡9克，车前子10克，猪苓10克。

服药10剂，下肢浮肿消失，腹胀减轻。精神好转，饮食增加，面色亦显红润。后守原方稍加出入，前后服50余剂，肋痛鼓胀基本消失，唯肝大尚存。遵前贤遗论，昔日盐山张锡纯先生善治此症，今笔者取而用之，收效尚佳。用炙鳖甲、怀山药、鸡内金各15克研末，每日4次，调治月余，诸症消失告愈。

按：中医学本无"肝硬化"之名，此病归于"水鼓""积聚""鼓胀"范畴，治疗棘手。常见纳呆恶心，神疲力弱，厌食油腻，食后脘腹闷满。午后腹胀肋痛，或肋下触及有块，腹壁青筋显露，小便不利，大便不秘结，舌质灰暗或青紫，脉细疏而涩。多因肝失条达，气机不畅。久则由气而血，致成气滞血瘀。故肝大积聚，横克脾犯胃，中气输布失权，则纳少神呆。健运失条，则脘腹胀满，鼓胀作矣。

气滞胁痛

刘某，男。1年前因酒后感寒，发热恶寒，并伴呕吐口苦，胁痛。经医院治疗，除胁痛呕吐外，余病加重，曾多次体检，均无定论，痛有增无减，去岁来笔者诊所诊治。

面带痛苦，双手按胁，脉关上弦涩，苔白，舌有瘀斑。

【辨证】邪入少阳，半表半里之界，肝瘀气滞，气机不利。

【治法】和解少阳，疏肝理气，健胃运脾。

【处方】柴胡9克，青皮6克，清半夏12克，竹茹6克，生姜6片，大枣8枚，甘草9克，党参15克，香附9克，延胡索12克，焦三仙各10克，黄芩9克，合欢花10克。水煎服，五六剂向愈。

按：此病因酒伤肝，又加外邪内侵少阳经脉，致肝胆两经气滞血阻，不通则痛。故用上方解少阳之邪，疏理气机，调畅情志，使阴平阳秘，气血和平，则胁痛不作，至今尚佳。

胃痛并腹泻

辛某，男，43岁，山东省监狱干部。近2年来，经常胃痛并伴有腹泻，在当地久治不愈，后在朋友推荐下，请笔者诊治。

面带病容，形体消瘦，脉沉弦滑，苔黏厚。

【辨证】饮食失调伤其内，脾胃不和，气机不利，升降失调。

【治法】健脾和肝，顺气宽中，祛瘀止痛。

【处方】自拟"和中丸"。党参 25 克，柴胡 12 克，香附 25 克，五灵脂 15 克，山药 30 克，白术 25 克，生桃仁 9 克，广木香 12 克，炙甘草 15 克，杭白芍 20 克，云苓 25 克，春砂仁 15 克，陈皮 12 克，当归 15 克，枳壳 15 克，焦三仙各 20 克。上药以蜜为丸，每日 3 次，米粥或开水送服，2 个月愈，诸症全消，健康如初。

暴　聋

李某，男，29 岁。1977 年 12 月 6 日中午在生产队木器厂工作时，忽觉两耳内似有人猛放爆竹两声，顿时听力完全丧失。旁人大声疾呼，毫无感觉。患者发病前半个月，因小孩重病转院，心情十分焦急，心神不定，加之往返辗转，家中农活繁忙，很少休息。

弦数，舌质红而少苔，口渴。

【治法】清泻肝胆湿热，疏肝解瘀。

【处方】龙胆 12 克，甘草 9 克，黄芩 9 克，栀子 9 克，泽泻 6 克，木通 6 克，车前子（另包）9 克，柴胡 9 克，当归 12 克，生地黄 9 克，磁石 9 克，神曲 15 克。水煎服，每日 1 剂，分早晚 2 次服。

12 月 6 日服药后，耳鸣作响，服药 2 剂后，大声说话即可听闻，其脉渐缓。药已应病，照前方，加党参 12 克，白芍 15 克，云苓 9 克，大枣 3 枚，水煎服，每日 1 剂，分早晚服用，3 剂，并配合针刺（听宫、听会、耳门、翳风等穴）。12月10日来复诊，听力完全复原。

按：此例由于思虑过度，心神不稳，肝气郁结所致。《素问·脏气法时论》说："肝病者，……气逆则头痛，耳聋不聪。"《丹溪心法·耳聋篇》曰："耳聋皆属于热，少阳厥阴多湿热。"龙胆泻肝汤清肝胆湿热。肝、胆之火上逆，则见口苦。龙胆能泻肝胆之实火；黄芩、栀子助龙胆以清上焦虚热；木通、车前子、泽泻引湿热从小便排出；当归、生地黄养肝血；甘草和中气，以疏肝胆之气；加磁石，摄纳浮阳；加神曲，以助消化。诸药不碍胃气，则取效捷。二诊加党参15克，白芍15克，云苓9克，大枣3枚，以补气血及胃气，标本同治，以善其后。

中　风

病案1：李某，女，46岁。石家庄某大学讲师。二尖瓣闭锁不全，心律失常。1977年5月27日下午，突然发生头晕、头痛、口眼㖞斜、言语不清、半身不遂。经当地医院抢救脱险后，于1977年7月20日经朋友介绍来笔者处治疗。

言语不利，右侧肢体活动失灵，脉象细弦无力，舌质淡无苔。

【辨证】中医学认为"气乃血帅，血为气之母"，气虚则血凝，气血虚衰，腠理不畅，脉络失养而发生中风之证。

【治法】益气养血，祛风通络，佐以安神。

【处方】自拟"活血祛瘀汤"。当归15克，川芎9克，红花

9 克，生桃仁 9 克，沙参 15 克，薤白 12 克，朱砂（冲服）少许，琥珀 3 克，全蝎 6 克，蜈蚣 4 条，鸡血藤 12 克，柏子仁 15 克，钩藤 9 克，豨莶草 9 克，川牛膝 12 克，甘草 6 克。水煎服，每日 1 剂，早晚 2 次服用。

二诊（7 月 28 日）：手脚已有知觉，麻木减轻，可以直立，言语不利，咳嗽，心慌心烦，出虚汗，脉象细而无力，拟上方加川贝母 12 克，秋桑叶 9 克，服药 5 剂，并配合针刺（合谷、内关、曲池、印堂、丝竹空、太阳穴），每天轮换穴位针 1 次。

三诊（8 月 16 日）：药后可以独立行走，言语正常，仍心慌、气短，原方去全蝎、蜈蚣，加杭白芍 15 克，九节菖蒲 9 克，焦远志 9 克，合欢花 12 克，瓜蒌 9 克，水煎服，每日 1 剂，早晚 2 次服用。

按：此例中风由于胸阳不振，心血虚衰，脉络空虚，风邪侵入，流窜经络，脉络瘀阻所致。自拟"活血祛瘀汤"益气养血，安神，祛风通络，血气足则心神得安。

病案 2：王某，男，69 岁，工人。患高血压 10 余年，1978 年 2 月 20 日，早晨起床时发现右侧肢体活动不灵，肢体麻木，进而发生半身不遂，即到某医院诊治，服中西药无效，1978 年 4 月 28 日来笔者处治疗。

右侧肢体瘫痪，口眼㖞斜，言语不清，脉象细弦无力，舌质暗，苔白。

【辨证】年迈体衰，经脉瘀阻，阴阳失和，脉络失养。

【处方】滋阴通络汤。当归 9 克，生白芍 12 克，鸡血藤 9 克，桑寄生 9 克，怀牛膝 9 克，宣木瓜 12 克，桑枝 12 克，全蝎6克，蜈蚣3条，生桃仁6克，丹参25克，地龙9克，红花9克，赤芍9克，杜仲12克，川续断9克，大生地9克。

针灸配合：地仓、太阳、风池、曲池、合谷、足三里、三阴交、内庭，每天轮换穴位针灸1次。

二诊：上肢能举动，麻木减轻。心慌言语不清，脉舌同前，上方加金钱草15克，白花蛇1条，分6次服。

三诊：服药15剂，配合针灸，上下肢活动基本正常，言语稍清，心慌。去全蝎、蜈蚣、白花蛇，加柏子仁15克，九节菖蒲9克，焦远志6克，茯神9克，朱砂少许，每日1次，早晚2次，共服10剂，巩固疗效。

按：此例中风（脑血栓形成）在中医学被认为是由气血不足，脉络空虚、失养所致。

当归、鸡血藤活血养血，全蝎、蜈蚣、鸡血藤、桑枝祛风通络，配合针灸而获显效。

脑出血

"脑出血"，已然指出病情，《素问·调经论》曰："血之与气并走于上，则为大厥，厥则暴死，气复返则生，不返则死。"《备急千金要方》曰中风有四：其半身不遂者，名曰偏枯；身无痛，四肢不举者，名曰风痱；忽不知人，名曰风懿；诸痹类风状者，名曰风痹。考上诸说，庞杂之至，《内经》称为"大厥"，于理似近，"厥"即气闭而骤然晕倒，"大"即剧烈也，至于"血之与气，并走于上"，与现代医理亦不违悖。

动脉硬化，失去生理之常性及润泽，此多见于老人，因血管内血液流动之新陈代谢力衰退，致血管内残物时时增积，血管壁由润泽而变成硬化；平素嗜酒（慢性乙醇中毒），心脏肥大，兼之脂肪过多，及肥胖人多脂，此皆动脉硬化之因。

重症者半身不遂，人事不省，颜面潮红，呼吸发鼾，现昏睡状，眼球倾斜，瞳孔缩小，口角㖞斜，上下肢麻痹、抽筋，言语不清，脑血管出血，脑神经受压，损及半身，即《备急千金要方》所言之"偏枯"。

病案：刘某，男，65岁。2008年7月15日来门诊求治。肥胖、咳痰，不能行走。舌苔白厚。肝脉弦紧。

【治法】镇静神经，兼化痰降低血压，使血下行，脑部可因此不致再有出血之危险，出血处也可缓慢吸收而复原。

【处方】自拟清痰活血汤。灵磁石9克，紫石英（布包）9克，生赭石15克，旋覆花（布包）15克，生石决明9克，贝齿（布包）6克，明玳瑁9克，怀牛膝12克，盐地龙9克，九节菖蒲9克，稀莶草9克，炒莱菔子20克，茺蔚子6克，东白薇6克，广陈皮9克。水煎服，每日1剂，早晚2次服用。

服药15剂后已能自理，后改散剂，治疗月余，告愈。以下数方也可酌情选用。

镇逆化痰汤：钩藤9克，生龟甲12克，胆南星9克，天麻12克，天竺黄9克，九节菖蒲12克，大黄20克。水煎服，分早晚2次服用。

化痰降火汤：黄芩9克，橘红20克，石决明15克，胆南星6克，薄荷9克，秦艽12克，清风藤12克。水煎服，每日1剂，分早晚 2 次服用。

潜阳泄热涤痰汤：羚羊角尖（代，水磨冲服）1.5 克，生石决明 15 克，生牡蛎 9 克，紫贝齿 6 克，明玳瑁 9 克，青龙齿 4 克，生磁石 4 克，皆先煎。陈胆南星 9 克，天竺黄 9 克，半夏 9 克，生白芍 15 克，莱菔子 20 克，九节菖蒲 9 克，橘红（盐水浸）20 克，礞石滚痰丸 3 克，车前子 9 克，淡竹沥 9 克。共水煎服，每日 1 剂，分早晚 2 次服用。

眩 晕

（一）辨证论治

眩晕可由风、痰、虚所引起，故有"无风不作眩""无痰不作眩""无虚不作眩"的说法。

1.阴虚阳亢型 眩晕头痛，心悸乏力，失眠健忘，耳鸣、手足心热、舌红苔少，脉弦细而数者，是偏于阴虚。

【治法】滋阴潜阳，平肝息风。肝阳化火，宜清肝泻火；阴虚，宜滋阴潜阳，养肝肾之精为主。

【处方】阴虚阳亢常用天麻钩藤饮或石决明钩藤饮。石决明 15 克，生牡蛎 12 克，钩藤 15 克，白芍 25 克，菊花 20 克，云苓 15 克，川牛膝 15 克。

若头痛加剧者，加蔓荆子 12 克，菊花 30 克；失眠，加炒酸枣仁 15 克，柏子仁 20 克。

偏于阳亢者，可在上方中增加石决明 15 克，生龙骨 12 克。

若肝阳化火，肝火偏虚，可用龙胆泻汗汤去柴胡、当归，加石决明15克，生牡蛎12克，川牛膝25克。

偏于阴虚者，可用镇肝熄风汤。手颤者加地龙9克，钩藤15克；手足麻木者加豨莶草12克；胆固醇高者加槐花9克或何首乌12克，桑寄生9克，杜仲12克，川牛膝15克，茯苓15克，黑芝麻20克，墨旱莲9克，豨莶草12克，菟丝子15克，女贞子9克；失眠者，加炒酸枣仁15克，首乌藤15克；心悸者，加柏子仁20克，生地黄15克，瓜蒌25克。

2. 阴阳俱虚型 眩晕头痛，耳鸣、心悸，腰痛、腿软、失眠多梦，夜间多尿，阳痿遗精，舌质淡嫩，苔薄或无苔，脉弦细或沉细。症见足心热，烦躁，咽干，舌红少苔，脉弦细无力，是偏阴虚；畏寒肢冷，乏力，便溏，尿清长，舌淡，脉沉细，是偏阳虚。

【处方】

方1：一味独参汤治疗。人参35克，水煎服，每天2次。夜尿多者，加黄芪25克，覆盆子9克，补骨脂15克，桑螵蛸9克。水煎服，每日1剂，分早晚2次服。主治阴阳俱虚者。

方2：党参25克，茯苓9克，桑螵蛸9克，淫羊藿9克，白术15克，山茱萸25克。水煎服，每日1剂，分早晚2次服。主治偏于阳虚者。

3. 高血压伴肠胃有热 患者食欲缺乏，口苦，失眠、苔黄。

【治法】和胃清热，消食安神。

【处方】可服温胆汤，酌加黄连和平肝息风潜阳药，往往收效较好。

患者伴有心慌、胸憋闷、劳累后气短，多尿，高血压性心脏病，治宜补心安神，方用枣仁汤或炙甘草汤。炙甘草 15 克，阿胶 15 克，生地黄 9 克，桂枝 9 克，麦冬 25 克，磁石 6 克。水煎服，每日 1 剂，分早晚 2 次服。

胸前憋闷者加瓜蒌 15 克，薤白 9 克，桔梗 9 克，红花 9 克，桃仁 9 克，牡丹皮 12 克，枳壳 9 克。水煎服，每日 1 剂，分早晚 2 次服。

血压急剧升高，剧烈头痛，心悸气短（急），头重脚轻，肢体麻木、抽搐，烦躁不安，胸闷，舌多白苔，脉弦细，为肝阳上亢较甚，引动肝风，可用天麻钩藤饮加减。天麻 9 克，钩藤 9 克，石决明 25 克，栀子 9 克，杜仲 9 克，黄芩 9 克，益母草 12 克，川牛膝 15 克，合欢花 15 克，桑寄生 12 克，茯神 9 克。水煎服，每日 1 剂，分早晚 2 次服。

平肝息风、潜阳并重，用石决明、生牡蛎、生龙骨、生赭石等重镇药，以及羚羊角（代）等息风药。

高血压伴月经不调，经期腹痛、白带多，胸闷烦躁，日晡潮热，少腹里急，唇干口燥，脉弦细或沉细，此是冲任不调，治以养血解郁调经为主，方用逍遥散，或当归 9 克，白芍 12 克，川芎 9 克，云苓 9 克，白术 12 克，泽泻 9 克。水煎服，每日 1 剂，分早晚 2 次服用。

【针灸配合】曲池、风池、足三里、降压点（新穴，大椎旁开 2 寸）、太冲穴等都有降压作用。如头痛、头晕，加针印堂、太阳、天柱、百会；肝阳偏盛，取太冲、涌泉；失眠多思，针内关、神门；肝肾阴虚，可针肾俞、太溪等穴。每天 1 次。

另外，芹菜根、大枣各10～15个捣烂，连渣及汁加水煎，每天2次，有降低胆固醇的作用，鲜芹菜根疗效高。眩晕证属肝郁不畅、肾阴亏损，元气不能上达，肝气上冲，肝风内动，治宜疏肝理气，平肝潜阳息风，滋补肾阴，清热祛痰即可。

（二）病案举例

病案1：李某，男，39岁。1979年9月初诊。患眩晕10余年。发时如立舟车，恶心、呕吐，以春发为多，失眠多梦，纳呆，腹胀嗳气，口干，喜热饮，时有手指颤动，便溏，小便如常。

肝脾稍大，两关脉大而空，舌无苔，边有齿痕。属阴虚阳浮，治宜滋阴潜阳、健脾利湿。

【处方】红参9克，茯神12克，山茱萸30克，枸杞子15克，山药30克，磁石6克，珍珠母9克，蒺藜12克，白术15克，陈皮9克，莲子肉15克，龙眼肉20克。共为细末，炼蜜为丸，每日3次。服后效果尚佳。

病案2：蒋某，男，33岁，干部。1979年8月14日初诊。患阵发性、旋转性眩晕已6年余。近2年来病情加剧，眩晕发作次数由过去每月数次，发展至现在每周三四次。每次发作前，自感有一股热气从小腹上冲头顶，随即发生周围景物晃动，身体旋转、眼前发黑，重则仆倒，但神志清楚。曾在省某医院检查为梅尼埃病。服药少效，来请笔者诊治。目前目眩，头晕，耳鸣，耳聋（轻度），记忆力明显减退，恶心欲吐，烦躁心悸，气短，口苦舌燥，大便秘结或先干后溏，小便黄，晨起吐痰，有时手心热，腰酸，素有吸烟饮酒史。既往于 10 年前曾患过伤寒病、耳鸣。形体敦厚，面色不华，营养中等，语音如常。

脉沉弦而细，舌体稍胖，舌质正红，苔薄黄微腻。诊断为眩晕。给予泻肝息风、和胃之品。

【处方】天麻 9 克，钩藤 12 克，菊花 15 克，蒺藜 9 克，茯神 15 克，知母 15 克，炒酸枣仁 15 克，石斛 9 克，女贞子 12 克，陈皮 15 克，石决明 12 克，磁石 9 克，珍珠母 9 克，玳瑁 9 克，龙胆 9 克。水煎服，分早晚 2 次服，服 10 余剂而愈。

惊 风

贺某，女，邢台羊市街人。2 年前春，与同学登山郊游不慎骑车跌地，头部击地，并不甚重，亦无破处。当时除左上肢擦伤及头晕外，别无所苦，也未在意。数日后伤好，头晕而痛，伴有呕吐，抽搐，项直而强，卧床休息后便不发作，咳痰，每月两三次发作，疲劳不堪，十分痛苦。中西医治疗多次，后经亲友推介，到笔者诊所治疗。

低热，左眼皮下垂，胆小易惊，神疲欲睡。面色不华，双眼呆板。脉见沉细而涩，舌暗苔白，左右有瘀点。

【辨证】伤后受凉，络伤血瘀，贼风内入，痰阻清窍。

【治法】定惊安神，祛风养血，开窍醒痰，活血化瘀。

【处方】清代王清任血府逐瘀汤加减治疗。川芎 10 克，柴胡 6 克，生桃仁 6 克，红花 6 克，茯神 15 克，川牛膝 15 克，枳壳 6 克，桔梗 5 克，甘草 6 克，蜈蚣 3 条，胆南星 10 克，清半夏 9

克，郁金 12 克，赤芍 9 克，青蒿 10 克。服药 5 剂，低热已退，头痛亦轻，发痉减少，神志清醒许多，但仍嗜睡。

二诊时在前方基础上去青蒿，加九节菖蒲 9 克，继服 20 余剂，病愈。

按：此病因跌仆受风，复感贼风而致气血瘀阻成病。时医皆以安神、镇静等治疗，故收效不佳。

风邪头痛

薛某，男，西安榆林人。数月前因体力劳动闷热难耐，遂用凉水洗头，事后便睡觉。两日后左面部疼痛发麻，经医院诊疗，其效不显，不久又增加至左半部头痛，时轻时重，甚时着地翻滚，不能忍受。

面色无恙，苔白，脉滑数稍浮，病处表面湿度稍高。

【辨证】阴阳胃络寒瘀血阻，经气不畅，滞留面部作痛，遇寒则痛甚，反之则轻。

【处方】自拟"通络祛寒汤"。川芎 9 克，防风 12 克，葛根 15 克，麻黄 6 克，蜈蚣 3 条，生甘草 6 克，荆芥 6 克，当归 12 克。水煎服，3 剂已不甚痛，上方去麻黄，加桂枝 6 克，继服 6 剂而痊愈。

按：此病为西医学所谓三叉神经痛。病多由劳苦之人汗出伤风，空其内、虚其表，加之凉水灌顶，营分瘀热，则邪风乘虚而入，致其阳明络脉受阻，寒热互作而痛必剧。

冠心病

冠心病属中医学"真心痛""厥心痛""胸痹"的范畴，以胸骨后、心前区突然出现持续性疼痛或憋闷感，疼痛常放射至颈臂或胁部，有时伴有四肢厥冷，舌青紫、脉微细，多见于40岁以上人群。

本病由于心阳不振，脾阳虚寒，以致寒凝血瘀，痰浊内生，则血行障碍，胸阳不通，因而发生剧烈的心前区疼痛，甚至由于肺气不通，阴阳隔绝，出现四肢厥冷、舌青紫、脉微欲绝等危候。

心阳不振既可由脾阳不运、命门火衰引起，也可由心血不足而致，而心血不足常因肝肾阴虚所起，根据阴阳互根，阳损及阴、阴损及阳的道理，最后均可导致阴阳俱虚，故本病以心阳不振、瘀血内阻为主要矛盾，与肝、脾、肾三脏有密切关系。

（一）辨证论治

本病临床所见常为虚实夹杂，既有痰浊、瘀血实证，又有阴阳气血虚证，多为标实而本虚，治疗上应急则治其标，缓则治其本，当发作时，宜行气活血，或温寒化痰，并兼顾心阴、心阳之虚，重在治标，如症状改善后，当以补虚为主，兼顾祛痰通瘀，重在治本。

1. 阳虚闭阻型　胸闷憋气，原发性心悸、气短，面色苍白，倦怠无力，畏寒肢冷，时有自汗，睡不安宁，食欲缺乏，小便清长，大便稀薄，舌淡胖嫩，苔白润或腻，脉沉或缓或结代。

【治法】温阳通络祛痰。

【处方】丹参薤白汤加减。枳实9克，桔梗9克，瓜蒌15克，薤白9克，橘红12克，桂枝9克，法半夏9克，生姜3片，红花6克，生桃仁6克，丹参20克。水煎，分2次服。

2. 阴虚闭阻型 胸间气憋，阵发心痛（夜甚），头昏耳鸣，口干目眩，夜睡不宁，盗汗，腰痛，腿软，夜多小便，舌质嫩红，苔薄白或无，脉细嫩或细涩或促。

【处方】滋阴通络，用养阴通络汤。生地黄9克，麦冬15克，女贞子15克，党参25克，瓜蒌15克，橘红9克，生桃仁6克，延胡索9克。痛甚者加乌药9克。水煎服，每日1剂，分早晚2次服。胸闷心痛，有时夜间憋醒，心悸气短，头晕，耳鸣，夜卧不宁，食少倦怠，腰痛腿软，恶风肢冷或手心发热，夜尿频多，舌质紫暗或淡白，苔少津，脉细弱或结代。

调补阴阳，理气活血，用炙甘草汤加减。党参15克，桂枝9克，炙甘草9克，生地黄9克，麦冬15克，熟附子6克，薤白9克，当归9克，炒酸枣仁15克，丹参25克，生姜3片。水煎服，每日1剂，分早晚2次服。心痛持续，另服苏合香丸。

突然四肢厥冷，面色青紫，舌紫暗，苔白，脉微细，血压下降，是阳虚欲脱，治宜回阳救脱，急用四逆汤合生脉散加味。熟附子15克，人参25克，干姜3克，当归9克，兼血压高者除滋补肝肾之外，加潜阳息风之药。

瓜蒌薤白汤：瓜蒌9克，薤白9克，法半夏9克，丹参30克，远志9克，党参25克，川楝子9克，炒酸枣仁15克，鳖甲9克，郁金12克；胸闷气短加麦冬15克，五味子9克；心悸加炙甘草12克，柏子仁15克；心前区闷痛加菖蒲9克，薄荷6克，檀香9克；心痛彻背加熟地黄9克，附子6克；心痛至臂加白芍15克，乌药9克；高血压加生牡蛎9克，鸡血藤15克。

【针灸配合】主穴：内关透外关、心俞透厥阴俞。配穴：曲池，足三里。心悸加大陵、通里；气喘加膻中；心律不齐加郄门、太渊。

（二）病案举例

李某，男，62岁。1977年4月9日初诊。1年前，因心肌梗死合并心力衰竭而住院，经抢救而逐渐好转，同年6月10日发生绞痛，后入院检查为糖尿病，常感口渴，喜饮水，不能久坐。近来因体力活动较多而疲劳无力，四肢关节痛，心悸不舒。

下肢浮肿，轻度心衰，脉左关沉细，余弦缓，舌苔薄白，属心气不足，兼有风湿。心电图示"心房纤颤，陈旧性心肌梗死"。

【治法】治宜益心气，祛风湿。

【处方】自拟"麦冬橘红汤"。麦冬15克，橘红9克，五味子12克，炒远志9克，炙百合15克，炒酸枣仁15克，松节6克，生龙骨9克，天麻9克，桑枝15克，大枣3枚，炒小麦9克。水煎服，每日1剂，分早晚2次服用。

服后效果尚佳，连服14剂，病情得以稳定。

风湿性心脏病

中医学对风湿性心脏病没有专门论述，但就本病的主症心悸、气喘、浮肿来看，属"怔忡""喘证""水肿"等范畴。由于风寒湿邪侵入人体，内伤及心。心血不足，则心血失养，症见心悸、气促，继则阴伤及阳，心阳虚弱，心气被抑，血行不畅，故见眩晕、咯血、面色不华，甚至青紫；心阳虚弱，累及脾肾，则形成浮肿；肾主纳气，肾阳虚弱则气不归元，气喘日甚。

（一）辨证论治

本病以心、脾、肾三脏阳气偏虚为主症，故治疗以养血安神、补心温阳利水、活血化瘀为治。

1. 心脾虚型 面色苍白，心慌，气短，眩晕，身倦无力，食欲缺乏，大便稀溏，舌质淡红，苔薄白，脉细数无力，甚则脉结或代。

【治法】补益心脾。

【处方】自拟"参芪汤"。党参25克，黄芪15克，白术12克，赤芍6克，远志9克，炒酸枣仁15克，合欢花15克，甘草9克，龙眼肉20克，云茯苓9克，陈皮6克。水煎服，每日1剂，早晚2次服。

2. 心肾虚型 气促而喘，腰痛，腿疲无力，小便短少。阴虚则颧红颊赤，心烦失眠，口干唇燥，苔淡薄，脉细数；阳虚则心悸眩晕，面白畏寒，手足冷，气喘不能平卧，下肢浮肿，舌淡苔白，脉沉细或结代。

【治法】益气温肾摄纳。

【处方】阴虚用补心丹，阳虚用济生肾气丸或真武汤。阳虚而见气喘者加沉香末 9 克服。

3. 气滞血瘀型　面色暗晦，唇色发绀，胸闷，气喘，咳嗽痰中带血，胁下有痞块，肢体浮肿，舌质紫暗，脉细数或结代。

【治法】活血祛瘀，佐以补益气血。

【处方】方 1：八珍汤合失笑散加减。五灵脂 9 克，党参 25 克，白术 12 克，云苓 9 克，炙甘草 20 克，当归 12 克，熟地黄 15 克，水煎服，每日 1 剂，早晚 2 次服。

方 2：心悸、气短、胸闷、期前收缩及失眠、多梦等。党参 25 克，当归 9 克，丹参 50 克，生地黄 9 克，远志 9 克，炒酸枣仁 15 克，柏子仁 25 克，炙甘草 9 克，生姜 3 片，生龙齿 9 克，木香 6 克，白术 9 克，云苓 9 克，大枣 3 枚。水煎服，每日 1 剂，早晚 2 次服。

【针刺配合】主穴：①内关、间使、少府；②内关、郄门（能调节心律，有镇静作用）、阴陵泉透阳陵泉、足三里、昆仑；③调节胃肠功能取中脘、天枢、气海、足三里；④利尿取太冲、阴陵泉透阳陵泉、水分、中极透曲骨；⑤镇咳、祛痰、平喘取肺俞、少府、合谷，食欲缺乏取足三里、胃俞；⑥失眠取膈俞、太冲；腹胀取肝俞、脾俞；⑦腹水、水肿取三焦俞、阴陵泉、复溜。

（二）病案举例

周某，男，57岁。心悸不安，胸前发作性闷痛，劳累则气短出汗，肢冷已1年余，西医诊断为风湿性心脏病。舌淡红，脉细涩结代。

【处方】自拟"参鸡散"。怀山药25克，黑芝麻18克，赤小豆15克，鸡内金15克，炒酸枣仁12克，远志9克，九节菖蒲9克，丹参20克，黄芩9克，茯神9克，柏子仁15克。共研细末，每天早、晚饭前白开水送服（炼蜜为丸或服末均可）。

服5剂，病情已好转。

按：怀山药味甘，性平，能补脾健胃、益肺肾，主治脾虚泻泄，遗尿、遗精及三消证（即糖尿病）等；黑芝麻，味甘，性平，有滋补、复毛发、润泽、通便之功能。临床可应用于身体衰弱，头晕，目花，耳鸣，肢体麻木，头发早脱，体弱便秘。赤小豆，味甘，性平，能健脾胃、消食，主治食欲缺乏、食滞、肿胀等；炒酸枣仁，味甘，性平，能宁心安神、养肝止汗，临床主治心悸、虚烦不眠、烦躁、虚汗；柏子仁，味甘，性平，能养心安神、润肠通便。临床应用于惊悸、失眠、阴虚便秘。

心肾不交、心悸

张某，男，42岁，干部。患心悸1年多，四肢无力，肝脉弦数无力。

【辨证】阴亏阳浮、心肾不交而心悸。

【治法】益精补肾，益气生血，养心安神。

【处方】自拟"参枣汤"。熟地黄 15 克，山茱萸 20 克，云茯神 9 克，九节菖蒲 9 克，琥珀 6 克，炒酸枣仁 15 克，人参 9 克，炙甘草 20 克，生龙骨 9 克，生牡蛎 9 克，当归 9 克，枸杞子 9 克，肉苁蓉 12 克。水煎服，每日 1 剂，分早晚 2 次服。

按：肾阴亏耗，不能上济于心，神不守舍。

"水衰火旺，心胸躁动"。肾阴亏损，阴阳失调，虚阳上越，上扰心神而引起眩晕、心悸、失眠、健忘；肾阴不能上济于心，心阳独旺则心阴伤、心气损，故脉急数无力。

治疗以熟地黄、山茱萸、枸杞子、肉苁蓉滋阴益肾（精），滋补肾阴；当归、人参益气养血；生龙骨、生牡蛎、炒酸枣仁、九节菖蒲、琥珀养心安神。合阴阳二气，使肾阴充盈，水火既济则向愈。

"虚者补之"，虽然虚阳上越，但实为阴亏不能制阳，治疗必须以甘温性平之药、滋阴益精之品，佐以养心安神之味，阴充则阳平神安。慎用性寒之品，以防伤阳之弊。

过敏性紫癜

刘某，男，43 岁。日前偶感不适，两下肢及臀部出现皮疹样紫点，伴鼻衄。牙龈有时出血。

四肢见疏密不一丘疹紫癜，不痛痒，压之其色不退。其紫斑稍高出皮肤，大小不等。体温常在 38.5℃。脉象弦而有力，舌紫，苔腻稍黄。

【辨证】证属外感疫毒，郁阻营血，迫血妄行，溢于皮肤，瘀而成紫斑。因胃气失降，肺金清肃失常，故现鼻衄。

【治法】凉血止血，活血益气，清热解毒，和营降逆。

【处方】玉真汤。党参15克，牡丹皮12克，山栀子12克，地榆10克，连翘9克，丹参15克，茯苓15克，白术12克，白茅根30克，防风12克，生地黄30克，白芍15克，甘草9克，玄参15克，蒲公英30克，水煎服。每日1剂，分2次服。

用此方出入进退，共十数剂痊愈。近年来笔者以此方为基础随症加减，治愈紫癜甚多。

按：本病患者以儿童、妇女为多，青年患者为主。中医学本无紫癜之名，隋代巢元方《诸病源候论》已有论述，认为身感不正疫毒之邪热，蕴积于胃，毒气熏蒸发于肌表、四肢及全身，瘀积成赤斑隆起。发斑有两症，温病发斑、热病发斑。温毒之斑多于冬月触寒感毒，至春始发。热之斑毒多为时行之邪气侵而为毒，发于皮肤。《医宗金鉴》认为九窍一齐出血为大衄，如鼻出血为鼻衄，皮肤出血为肌衄，皆以衄之部位定名。另《外科正宗》论葡萄疫说，此为感受四时不正之气，郁于皮肤不散，结成大小青紫斑点。

总之本病多为阴虚邪盛。风火相逼，致血不循经，外溢肌肤，或内渗脏腑。医者应该根据临床虚实寒热详加辨证，后可施治而收功。

消　渴

王某，男，60 岁，承德市退休干部。3 年前发现口干、口苦，每天喝 2 大碗水，半年后吃饭不到 1 小时即感到饥饿。各处求医，吃中西药无数，其效不显，近 2 个月又常腹痛或腹泻，精神不振，体重下降。

尺脉滑大无力，两尺细、稍数，舌尖红，苔薄少津。从外表看发育正常，但实则营养不佳。

【辨证】系少阴津亏，心血暗耗，肺失宣化，津不上承，胃热内炽，气阴两虚。

【处方】自拟"益气起阴汤"。人参 15 克，白术 10 克，石斛 12 克，丹参 15 克，麦冬 12 克，北五味子 6 克，山茱萸 25 克，山药 15 克，柴胡 6 克，升麻 3 克，天冬 10 克，香附 12 克，栀子 9 克，天花粉 15 克。水煎服。

以此方为基础，加减服用 20 余剂，病愈，后未复发。

按：笔者诊断此病为消渴。据笔者多年经验，患者以多饮、多食或尿频为主症。上消因肺失宣承，输布无权，津不上呈则肺热，致气损液亏，脾胃失和，则升降失司；脾湿则散津力弱而生痰，痰阻则精气不畅，更生瘀滞，胃失气化而传导无力，生内热，热则伤阴，导致血瘀，水不养木，必化火生风；内热消食而善饥，肾水亏损引起元气不足，胃火使津液大伤，故多饮多食。

无名高热

赵某，男，28 岁，石家庄市郊区西三教村人。1991 年 8 月 18 日夜来诊。主诉：2 天前夜间 12:00 左右上腹部始不适，约 1:00 许上腹部胀满，疼痛剧烈，呕吐、大汗，家属送其至本村保健站，查体温 39.5℃，医生怀疑为急腹症，未处理，急送省某医院治疗。输液 1 天 1 夜，热退，带药返家。继续口服维生素 B₆、抗生素和阿司匹林（APC）。回家当日午后体温再升，即请保健站医生来家输液治疗。热退，但胃部仍胀痛。8 月 18 日夜 11:00 腹部疼痛加剧，头痛伴大汗淋漓、呕吐。

体温 39.3℃，烦躁不安，高热口渴，喜冷饮，胸脘痞满，欲吐不出，大便 4 日来未解，小便黄赤，已两夜未能正常睡眠。望诊：发育正常，面红赤，高热病容，舌苔黄厚少津，中部褐黄略黑，喜凉爽，头部汗出。脉洪滑而数，腹部发胀，胃部拒按，肝脾未触及，四肢正常。

【辨证】大便数日不解，口渴喜冷饮，胃满不欲食，舌苔黄厚，脉象洪数，知为阳明实热证。

【治法】先拟辛凉清解，继以急下存阴。

【处方】自拟"三仙汤"。川枳实 12 克，焦三仙各 12 克，川芎 9 克，黄芩 15 克，知母 15 克，栀子 15 克，金银花 30 克，连翘 15 克，生石膏 60 克。水煎服，每日 1 剂，分早晚 2 次服用。

按：枳实性微寒，味苦辛，对宿食积滞、肠胃热结气滞有推墙倒壁之功。此方治无名高热，以枳实配焦三仙、生石膏、知母等药，起到立竿见影之疗效。

咳　血

　　苗某，男，49 岁。主诉：患病 2 年，素日饮酒较多。每日清晨咳甚，吐痰并带血丝。心慌气短。平日易感冒，有时呼吸急迫、口干等。面稍黑，营养中等，脉滑稍数，尺部无力，舌苔厚腻。

　　【辨证】上则痰郁肺经，下则肾阴不足，土不生金，肺热痰郁，逼血妄行。

　　【治法】培土生金，清肺祛痰，滋肾益气。

　　【处方】自拟"金冬汤"。广郁金 9 克，九节菖蒲 9 克，麦冬 10 克，天冬 10 克，陈皮 6 克，瓜蒌 10 克，浙白术 15 克，熟地黄 30 克，紫菀 12 克，百部 12 克，桑白皮 15 克，杏仁 6 克，黄芩 9 克，甘草 9 克，紫苏子 9 克。

　　服药 6 剂，自觉身体清爽。咳痰甚少，唯有心慌胸闷还有待调理。

　　按：麦冬养阴、清热、润燥，天冬清火、生津，郁金行气解瘀、清心凉血。金冬汤治疗痰郁肺热咳血，疗效甚佳。

　　咳血多系邪热伤肺，肺络瘀阻生热则血妄行。脾胃健运不足，则肺金失其生化之源。肾亏于下，木失所涵，则反克肺金，伤络害血。邪热郁肺，迫络血妄行，故咳则见血。肺金虚，则体表虚弱，风邪易侵入而感冒。

风　痹

李某，女，48岁，东北满洲里人。10年前恃身体强壮，着衣单薄，因天气寒冷，久则腰腿疼痛，婚后生子又伤其血，近年因生活所迫奔走北京与石家庄之间，病情加重，不能工作，后经朋友介绍来诊。

面白神疲，行动迟缓，腰已不直。脉沉迟，两尺部细弱。

【治法】祛风散寒，除湿通络，养血止痛。

【处方】自拟"除痹汤"。威灵仙9克，秦艽10克，木瓜9克，桂枝15克，当归10克，川芎15克，杜仲10克，川续断12克，牛膝20克，地龙10克，鸡血藤30克，土鳖虫10克，焦三仙各15克。蜜丸，日3次。

连服3个月有余，病症已除。

按：风寒湿着而为痹，此病为多年痼疾，治疗甚是棘手。医生治病如将之用兵，辨证要精确，定力要稳，不能朝方夕药，此方一用到底，久服而见宏效。

阳　痿

阳痿，古今医家多谓其色欲竭精、思虑劳神、恐惧伤肾所致，但亦有湿热下注、宗筋弛缓而致阳痿者。经云"壮火食气"，指此而言。

李某，男，40岁，干部。已婚3年无子女，患阳痿4年余，曾经多方医治无效，于 1963 年来诊。自诉患阳痿数年来常感头晕、健忘、头胀痛、失眠等。痛以太阳穴处最明显。阳不举或举不坚，终日觉倦怠、气力不足，长达数年，痛苦异常。前医多给附子、鹿茸等壮阳药，服后头痛更剧。

脉象弦劲搏指，左三部尤著。舌质红、舌苔黄。半夜口渴，时见口干苦，大便有时秘结，两眼结膜充血，面色潮红。

【处方】自拟"龟甲甘草汤"。石决明 15 克，生鳖甲 12 克，生龟甲 12 克，磁石（先煎）6 克，黄柏 12 克，黄芩 6 克，茯苓 9 克，远志 9 克，熟地黄 12 克，炒酸枣仁 20 克，麦冬 15 克，知母 12 克，山药 30 克，桑寄生 9 克，杜仲 9 克，川牛膝 12 克，砂仁 12 克，甘草 20 克，肉桂 2 克。水煎服。每 1 日剂，分早晚 2 次服。

二诊：服上药 1 剂后，睡眠显著好转。头胀痛减轻，诸证好转。脉舌如前，嘱续服数剂。

【方解】黄芩清上焦虚火，黄柏苦寒清热燥湿，砂仁、肉桂、山药、知母调和脾胃，远志、茯苓、酸枣仁宁心安神，熟地黄、龟甲等药滋阴除烦。诸药配伍，使肾气上达，疗效甚佳。

遗　精

刘某，男，38 岁。遗精多梦 2 年余，经常自服"六味地黄丸"，病不好转，反增胃胀。

营养中等，面失华彩，腰痛无力，小便黄，脉数，尺部洪大，舌红、苔白厚。

【辨证】思虑过度，血弱精亏，相火太盛。

【处方】自拟"健真丸"。党参15克，白术10克，云茯苓15克，陈皮6克，杜仲10克，山茱萸15克，熟地黄30克，黄柏9克，知母10克，龙骨30克，牡蛎20克，土鳖虫6克，鹿角胶20克，当归10克，菟丝子15克，远志10克，怀山药20克。

服上药30余剂病愈。

按：肾主水而藏精，中寄相火。相火妄动则害，伤精耗神，虚则摄精之力弱。不加辨证而久服"六味地黄丸"，徒伤中气矣。

月经先期

经水初潮。色作淡红，量也不多，以后渐行渐多，色红或作紫暗，有腥臭气，将净时，仍变淡色，量亦减少。已嫁或曾生产之妇则略多于此，各随体质而异。或因运动太过、精神受重大之刺激等，皆能增加经水排泄之分量。月经持续通常3～5日，有延至旬日以上者则为病，须经医治。

妇女月经先期起因大体分为血热内壅、脾经血燥、肝经怒火炽盛三种。血热内壅能使神经与细胞兴奋，于是血液运行亦同时超过常度，致卵巢早熟，这是因肝郁化火或阴虚阳盛而导致经水先期至矣。因内热之故，分泌旺盛，有迫血妄行之作用，故月经不能按期而赶前。

（一）辨证论治

1. 血热先期 月经先期，量多，色紫红，质黏，夹血块，口干喜饮，舌红苔黄，心中烦躁不安。脉象多数。

【治法】清热凉血。

【处方】四物汤加味。川芎9克，当归9克，杭白芍12克，生地黄、黄连各9克，黄芩9克，香附9克，白茅根9克。水煎服，每日1剂，分早晚2次服用。

2. 脾经血燥　烦躁、咽干、少食，嗜卧或痰嗽、潮热，肢体羸弱，精神不振等。

【处方】加味逍遥饮。当归9克。白芍12克，白术15克，白茯苓9克，柴胡12克，甘草9克，牡丹皮12克，栀子9克。水煎服，每日1剂，分早晚2次服用。

3. 脾经郁滞　系思虑伤脾，可有少寐、发热、健忘、怔忡、惊悸、不思饮食等。

【处方】归脾汤。人参9克，黄芪15克，白术9克，白茯苓9克，当归9克，龙眼肉12克，焦远志9克，酸枣仁15克，广木香6克，甘草9克，生姜3片，大枣3枚为引。水煎服，每日1剂，分早晚2次服用。

4. 肝经怒火　胸满胀痛，口干发呕，耳聋耳鸣。

【处方】小柴胡加地黄汤。柴胡12克，半夏9克，黄芩9克，人参15克，甘草6克，生地黄12克，生姜3片，大枣3枚为引。水煎服。

5. 脾胃虚损　神形劳倦或饮食失节，以致脾胃虚损，血气虚弱而血行迟缓，于是子宫内膜因瘀血而破裂，血液易于漏下。

【处方】补中益气汤。黄芪15克，人参9克，白术12克，甘草9克，当归9克，陈皮9克，升麻6克，柴胡9克。水煎服，每日 1 剂，分早晚 2 次服用。

6. 血虚 身体肥胖，多痰，血虚有热。

【处方】二术南星汤。苍术 9 克，白术 15 克，胆南星 6 克，川黄连 9 克，香附 9 克，川芎 9 克。

7. 阴虚发热 血量少，质黏，面红潮热，舌红少苔，烦热，脉象多细数。

【治法】滋阴清热。

【处方】调经加味先期汤。当归 9 克，杭白芍 12 克，生地黄、黄柏、黄芩各 9 克，知母 12 克，川芎、香附各 9 克，阿胶 12 克，炒艾叶 6 克，地骨皮 12 克，甘草 6 克。水煎服，每日 1 剂，分早晚 2 次服用。

（二）病案举例

林某，女，23 岁。从 1996 年 12 月始每月提前 10 余日来经，求医多处，均无显效，月经量多，紫红色，有少量血块，心烦意乱，喜冷饮等。

脉数而有力，舌苔黄厚，证系阴虚阳盛，热迫血行。

【治法】清热凉血。

【处方】四物汤加味。当归 9 克，川芎 9 克，生地黄 9 克，杭白芍 12 克，牡丹皮 12 克，黄芩 6 克，香附 6 克，川黄连 9 克，地骨皮 12 克，青蒿 12 克，甘草 6 克。水煎服，每日 1 剂，分早晚 2 次服用。

二诊：服 3 剂药后，心情稳定，食欲大增，已不见血块。患者要求停药，改用针灸治疗 2 次。

【针灸配合】耳针取子宫、皮质下、肾上腺、内分泌、卵巢，每取 2～5 穴；或取足三里、三阴交、血海、命门，轮流针灸治疗。

随访效果良好。

月经后期

经者当候，每月一至。凡太过、不及皆为不调。大抵月经过期，多因血少而胞藏寒气，即《内经》所谓天寒地冻，经水凝泣，故经少而在月后之意。

（一）辨证论治

1. 脾虚血少型 因脾虚血少，必有饮食减少、面黄或苍白、体瘦等虚象。

【处方】人参荣养汤。人参 9 克，白术 9 克，茯苓 6 克，鹿角胶 12 克，当归 9 克，白芍 12 克，川芎 9 克，熟地黄 9 克，甘草 6 克。水煎服，每日 1 剂，分早晚 2 次服用。

2. 肝经血少型

【处方】六味地黄汤。熟地黄 12 克，茯苓 9 克，炒山药 15 克，吴茱萸 15 克，牡丹皮 12 克，泽泻 9 克，当归 12 克。水煎服，每日 1 剂，分早晚 2 次服用。

八珍汤。人参 12 克，白术 9 克，茯苓 6 克，甘草 6 克，熟地黄 9 克，当归 12 克，白芍 12 克，川芎 6 克，生姜 3 片，大枣 3 枚为引。水煎服，每日 1 剂，分早晚 2 次服用。适用于体虚者。

3. 血虚型 月经来潮，血量极少，色淡质稀，面色苍白，形体瘦弱，头晕眼花，胸闷气短，心悸多梦，四肢无力，舌淡苔薄，脉象细涩或细弱无力。

【处方】人参养荣汤加味。人参15克，焦白术12克，当归9克，白芍12克，川芎9克，熟地黄9克，鹿角胶9克，黄芪15克，知母12克，焦三仙各12克。水煎服，每日1剂，分早晚2次服用。

调经汤。当归15克，白芍15克，熟地黄8克，香附9克，川芎9克，红花9克，生桃仁9克，广木香6克，甘草12克，肉桂6克，白术15克，益母草15克。水煎服，每日1剂，分早晚2次服用。

加味七沸汤。当归9克，川芎8克，白芍12克，熟地黄9克，红花9克，生桃仁9克，广木香6克，甘草9克。水煎服，每日1剂，分早晚2次服用。

加味营养汤。当归12克，川芎9克，酒白芍15克，熟地黄9克，橘皮15克，丹参20克，远志9克，五加皮9克，牡丹皮12克，海桐皮9克，香白芷9克，生姜3片，大枣3枚，乌梅3枚为引。水煎服，每日1剂，分早晚2次服用。用于恍惚，时多惊悸，或发虚热者。

4. 虚寒型 血量少，色淡稀，四肢寒冷无力，腰酸腹痛。舌淡苔薄白，脉迟。

【处方】调经汤加味。川芎、当归、红花、生桃仁各9克，吴茱萸20克，香附6克，白芍15克，党参20克，延胡索9克，焦三仙各12克。水煎服，每日1剂，分早晚2次服用。

5.血热内壅型　妇女血热内炽，血液凝于子宫内膜，毛细血管积滞瘀结，故经水错后，症见腹痛、腰痛、气攻胸膈，血量少，色暗红。舌苔薄白，脉弦涩。

【处方】自拟疏肝汤。当归9克，牡丹皮12克，延胡索、赤芍、红花、香附各9克，川牛膝12克，甘草9克。水煎服，每日1剂，分早晚2次服用。

桃仁汤。川牛膝12克，肉桂3克，赤芍9克，生桃仁9克，延胡索9克，当归9克，广木香6克，牡丹皮12克，红花9克，甘草9克。水煎服，每日1剂，分早晚2次服用。

（二）病案举例

于某，女，25岁，1997年3月8日初诊。血虚经期错后。月经不准2年余，总是错后，有时3个月来一次，有时2个月来一次，给予孕酮注射，口服中药丸效果不佳。目前四肢无力，日渐消瘦，心中恍惚，时多惊悸，发虚热，舌苔黄腻，面色少华。

肝脉细缓，属肝郁、血虚之证。

肝为藏血之脏，脾为生血之源，血亏虚热上扰，不得荣养经脉，血不充，肾气不能上升，则肝火盛而情志不舒，惊悸恍惚，发虚热而无力，经水错后。

【治法】疏肝健脾为主

【处方】自似养荣汤。川芎9克，当归9克，杭白芍12克，熟地黄15克，生地黄9克，牡丹皮15克，鸡内金15克，白术9克，白芷9克，川续断12克，枳壳12克，柴胡15克，青皮6

克，生姜3片为引。水煎服，每日1剂，分早晚2次服用。

二诊：1997年3月12日。服3剂药后，自觉饮食大增，心情稳定，但经水未来。

【处方】党参12克，黄芪15克，知母9克，川厚朴9克，红花9克，生桃仁9克，柏子仁15克，牡丹皮12克，延胡索9克，柴胡9克，赤芍9克，甘草9克。水煎服，每日1剂，分早晚2次服用。

三诊：1997年3月16日。经水已见，但量少、色淡，诊其脉已有微弦而细，面部红润，按原方续服数剂。观察3个月，月经都能按期而来。

按：月经赶前错后，是妇科常见疾病之一。一般可按经期赶前或错后和经量多少来区分寒热，以月经颜色和月经性质来辨虚实。月经赶前、量多、色深、质黏属血热。赶前色淡、质稀属气虚，赶前量少、色红、质黏者应为虚热。如月经错后，血量少而色淡，属气血两亏；色淡质稀，少腹冷痛，属虚寒；色紫有血块，属血瘀。血热宜泻热凉血，虚热可用滋阴泻热药来治疗。血虚者益气养血，气滞肝郁者疏肝解郁，血瘀者活血祛瘀，气虚者补气生血，属寒者温经活血，这是治疗月经赶前错后之大法。同时还应注意经期清热不宜用大量苦寒药物，以防过寒留瘀；祛瘀不可破血，以防肾气下陷，出血不止。

经　闭

妇人月水不通，不可一致认为是经闭死血而轻用通经破血之药。遇有此证，当审其脾胃如何。若因饮食劳役伤及脾胃，少食恶食或泄泻疼痛，因而经闭不来；或因误服汗下攻克之药，伤其冲带之气，以致血少而闭经者，只宜补养脾胃，调理阴阳气血，则经自行。又有纯粹饮食积滞者，也宜消积健脾。若经闭而脾胃无病，果有血块凝结，方宜行血通经。临床常根据以下具体情况辨证施治。

1.脾胃损伤 身体虚，四肢无力，纳呆，胃胀满。

【处方】十大补全汤。黄芪15克，肉桂9克，人参6克，熟地黄9克，白术12克，当归9克，茯苓9克，白芍15克，甘草9克，川芎9克，鸡内金6克，生姜3片，大枣3枚为引。水煎服，每日1剂，分早晚2次服用。

2.血寒积结 妇人因虚积冷，结气为病，经水断绝，血寒积结胞门，寒伤经络，凝坚在上，呕吐涎唾，形体日损，在中盘结，绕脐疼痛，牵连两胁疼痛，阴户掣痛，兼以膝胫疼痛。

【处方】加味温经汤。当归（酒浸）12克，肉桂6克，川芎9克，白芍12克，香附15克，红花、桃仁各9克，人参15克，川牛膝12克，甘草9克。水煎服，每日1剂，分早晚2次服用。

重者于上方加吴茱萸9克，制附子6克，炒小茴香9克，炮干姜9克。

3.血滞闭经 多因七情及饮食劳伤，或暴怒凝结积滞。重者须用大黄、干漆等药，推陈致新，旧血消而新血生。普通血滞，最明显之病象为腰腹疼痛，大便秘结，睛红目胀，气郁不舒。

【处方】红花当归汤。红花9克，当归尾12克，川牛膝15

克，苏木9克，赤芍6克，桃仁3克，刘寄奴12克，桂枝6克，白芷9克。水煎服，每日1剂，分早晚2次服用。

病重者，于上方稍加大黄。

4. 火证闭经 治宜先泻心火，血自下也。《内经》曰："二阳之病发于心脾，有不得隐曲，故女子不月。"此与肠胃有关，心脾受之，心主血，心病则血不流；脾主味，脾病则味不化，味不化则经不足，故不得隐曲；脾土已亏，热邪盛行，故月事不来。

【处方】三和汤。当归、川芎、白芍、生地黄、酒大黄、黄芩各9克，栀子12克，连翘9克，薄荷3克，甘草6克。水煎服，每日1剂，分早晚2次服用。

5. 室女闭经成劳 人以气血为本，病未有不先伤其气血者，若室女积想在心，思虑过度，多损精神，致成劳证。忧悉思虑则伤心，月水先闭，且心病则不能养脾，脾虚则肺弱，故发嗽。气血不荣而四肢干痿，多怒，发黄，筋骨痿，五脏传遍俱病则死。用药扶持，庶可保生，但不可用苦寒之药。《灵枢》云："五谷入于胃也，其糟粕、津液、宗气分为三隧。故宗气积于胸中，出于喉咙以贯心脉而行呼吸焉。荣气者泌其津液，注之于脉，化为血，以荣四末，内注五脏六腑。"若服苦寒之药，复伤胃气，必致不起。室女闭经，血虚有火。月经消损，渐至不通，日渐羸瘦而生潮热，此属思虑成劳，当用益阴血、制虚火之剂，慎勿以破攻之药通之。

【处方】最为妥善良方——泽兰汤。泽兰12克，当归12克，白芍15克，甘草9克，柏子仁15克，川牛膝12克，黄柏6克，丹参15克，熟地黄6克。水煎服，每日1剂，分早晚2次服用。

6.伤血致经闭 因堕胎及多产伤血，或因久患潮热而血亏、久发盗汗而耗血、因久患脾胃不和、久患痢疾失血，治宜生血补血调理为妥。

【处方】五补卫汤。人参12克，熟地黄、川牛膝各9克，茯苓6克，当归9克，白芍12克，黄芪15克，甘草9克，五味子9克。水煎服，每日1剂，分早晚2次服用。

经水异色

经水色淡者（即淡白之色）虚也，故经水以色红为正，虽稍有不按期而色正易调。色紫者热之甚；色如泔水，如屋漏水，如豆汁，或带黄、混浊模糊者，湿盛也；或风冷乘之，色变紫黑而成块，血热尤甚。《内经》曰："亢则害，承乃制。"所以热则紫，甚则黑。若妇人心胸狭窄，嗜欲加倍，则脏腑厥阴之火无日不起。风冷乘之，必时常冷痛，经行之际，手足厥冷，唇青面白，所下经水浑浊而多成块，非黑紫之色。临床可根据以下情况分别处方施治之。

1.经水色紫黑

【处方】四物汤。生地黄9克，白芍12克，当归9克，川芎6克，香附9克，川黄连6克，黄芩6克，黄柏9克，地骨皮9克。水煎服，每日1剂，分早晚2次服用。

生地黄、熟地黄皆用于四物汤，欲其凉血清热者当用生地黄；欲其填髓滋阴者可用熟地黄。

2. 风冷者

【处方】四物汤加防风9克，白芷9克，荆芥9克，紫苏叶15克。

3. 米泔色经水 为湿盛。

【处方】二陈芎归汤。陈皮12克，半夏9克，川芎9克，当归12克。

4. 块形经水 成块者，血不变色，气滞也。

【处方】四物汤加延胡索12克，香附9克。经色淡，虚者，四物汤加人参12克，黄芪15克，香附6克。

崩 漏

妇人血崩，由脏腑损伤，冲任气血俱虚之故。因冲任为经脉之海，主摄纳调节全身气血，掌管好月经及孕育功能。冲任失于固摄，则常见妇女经带异常问题。

（一）辨证论治

1. 劳动过度 劳动过度致冲任之气虚，不能约其经血致忽然暴下；或由阴阳相博，为热所乘，攻伤冲任，则气血流散，甚者至于昏闷。

阴虚阳搏谓之崩。脾统血，肝藏血，脾胃虚损则不能摄血归元；肝经有热则血因热而下。如怒动肝火，血热沸腾，脾经抑郁，血伤而不归经，或悲哀太过，胞络伤则血崩。

【治法】当以和补脾胃为主。

【处方】四物汤加黄芪 20 克，人参 9 克。

2. 脾胃虚弱

【处方】加味六君子汤。人参 6 克，白术、茯苓各 9 克，甘草、陈皮各 12 克，半夏、当归、川芎、柴胡各 9 克。水煎服，每日 1 剂，分早晚 2 次服用。

3. 中气虚陷

【处方】补中益气汤加酒炒杭白芍 16 克。水煎服，每日 1 剂，分早晚 2 次服用。

4. 肝经血热或怒动肝火

【处方】四物汤加减。生地黄 9 克，当归 12 克，赤芍 9 克，川芎 12 克，甘草 9 克，柴胡、山栀子、川黄连各 9 克，石榴皮 6 克。水煎服，每日 1 剂，分早晚 2 次服用。

5. 脾经抑郁

【处方】归脾汤。人参 15 克，黄芪 20 克，白术、茯苓各 9 克，当归 12 克，龙眼肉 15 克，远志 9 克，酸枣仁 15 克，广木香、甘草各 6 克，柴胡 9 克，山栀子 12 克。水煎服，每日 1 剂，分早晚 2 次服用。

如血崩急剧，为速效起见，可用独参汤，即以人参 25 克单味煎汤，服之有立止血崩之功。血崩多见脾胃受损，慎用寒凉之药。

（二）病案举例

病案 1：李某，女，49 岁。经血色黑，凝结成块，水泻不止，谷食有时化、有时不化，迁延 4 个月。

【辨证】此妇病经漏不止，是前阴之气血已下脱；水泻夹作，是后阴之气又下陷，乃气血共病之患。

【治法】宜升举清阳，补养气血。

【处方】升阳益胃汤。黄芪25克，人参9克，神曲12克，白术30克，当归9克，陈皮6克，甘草6克，升麻6克，菟丝子12克，荆芥6克。水煎服，每日1剂，分早晚2次服用。

【方解】此方重在调和脾胃。重用白术，燥湿且滋补元气；用荆芥风药，乃辅助胜湿之意。

病案2：黄某，女，36岁。患血崩，遍服诸药，仍身热、体痛、头晕、涕出，吐痰少食，医乃作火治，辗转发热，绝谷数日。

【辨证】脾胃久虚，过服寒凉之药而病不起。

【处方】八味肾气汤。

次年因劳役忧怒，当夏季病复作，胸饱发热，背脊腰痛，崩血便血，烦渴引饮，粒米不进，昏聩时作，内虚寒，外假热，处以八珍汤加熟附子而愈。

【处方】人参、白术各12克，茯苓9克，甘草15克，熟地黄9克，当归12克，白芍15克，川芎6克，附子9克。水煎服，每日1剂，分早晚2次服用。

6剂而愈。

病案3：冀某，女，27岁。数年来月经提前。近3个月以来经量多，色紫，常10余天方止，或止而复漏，淋漓不止，用仙鹤草素液、孕酮治疗效果不显。用五灰散类汤剂欲止其崩，又用胶艾四物汤以止其漏，均收效不佳。当月行经13日，服药10余剂，血未止，反增多，时下紫块，腹痛，饮食减少，大便秘结。于 1972 年 2 月 18 日来诊。肝脉弦，尺沉细涩，体消瘦，面色灰暗。

【辨证】血瘀凝滞

【治法】以活血散瘀为主。

【处方】桃红四物汤加减。当归 9 克，生地黄 9 克，赤芍 6 克，川芎 6 克，生桃仁 9 克，生牡蛎 12 克，怀山药 35 克，红花 9 克，大黄 6 克，牡丹皮 9 克，延胡索 15 克，炒侧柏叶 9 克，茜草 12 克，甘草 20 克。水煎服，每日 1 剂，早晚 2 次服用。

二诊：服上方，下紫块甚多，漏下渐减。药方初捷，照上方再服。

三诊：漏下已止，腹不痛，精神仍欠佳，四肢无力，头晕，目眩，脉沉细，属气虚血弱之象，宜健脾益气，方用归脾汤。

【处方】黄芪 16 克，人参 9 克，焦白术 12 克，当归 9 克，云苓 9 克，远志 9 克，甘草 9 克，炒酸枣仁 15 克，广木香 9 克，生姜 3 片，大枣 3 枚为引。水煎服，每日 1 剂，早晚 2 次服用。

连服 10 剂痊愈。

按：崩漏为妇科常见病，其来势急，明代武之望《济阴纲目》载："血属阴，静则循经荣内，动则错经妄行。"本病案先有医者用五灰散类塞其流，但未能澄其血瘀之源，故连用七八剂不见良效。今续用桃红四物汤活血化瘀以澄其源，再用健脾益气之品固其本，故收良效。

赤白带下

妇人赤白带下多是由于怒气伤肝。肝属木，脾属土，肝邪乘脾，木气克土，则脾受伤而有湿，湿而生热，热则流通，所以滑浊之物渗入膀胱。

朱丹溪主张湿热而用苦寒之药治之，但不知苦寒之药乃正治之法，辛温之药乃从治之法。湿热怫郁于内，肚腹疼痛，赤白带下，用辛温从治而开散之；如湿热未曾怫郁，但只赤白带下，则用苦寒正治为当。

1. 辛温从治

【处方】解带饮。当归 12 克，香附子 6 克，白芍 15 克，白术、苍术、白茯苓、陈皮各 9 克，牡丹皮 15 克，川芎 9 克，延胡索 12 克。水煎服，每日 1 剂，分早晚 2 次服用。

2. 苦寒正治

【处方】常用胜湿汤。苍术 12 克，白芍 15 克，滑石粉 9 克，椿根白皮 12 克，地榆、枳壳各 9 克，甘草 15 克，黄柏 9 克，川黄连 6 克。水煎服，每日 1 剂，分早晚 2 次服用。

附：坐药龙盐膏

【处方】延胡索 15 克，厚朴 12 克，当归 20 克，茴香 12 克，炒食盐、防风各 9 克，肉桂 9 克，生龙骨 15 克，乌药 20 克，丁香 6 克，广木香 12 克，高良姜 18 克，木通 9 克，枯矾 9 克。炼蜜为长丸，以棉裹，纳阴户中。

临床用于治疗各种带下，疗效尚佳。

3. 白浊白淫 妇人小便白浊白淫者，皆由心肾不足，水火不升降，或因劳伤于肾，肾气虚冷。肾主水而开窍在前阴，为溲便之道，肾损固摄无权，故有白浊白淫。

白浊白淫缘思想无穷，所愿不得，意淫于外，入房太甚，发为筋痿，久为白淫。谓白物有如白精之状，与白带相似，而实非白带；又有日夜流津，如清米泔，或如黏胶者，谓之白浊，与白淫略同，多忧思过度所致。

【处方】加味四七汤。法半夏9克，厚朴9克，赤茯苓9克，香附子9克，紫苏叶9克，甘草12克，煎汤后加琥珀末8克冲服。

4. 带下排脓 带下有败脓，淋沥不已，腥秽殊甚，脐腹益增疼痛，呼吸短气，四肢倦怠，脚膝瘦软，目暗耳鸣，乃真气不足，败脓血所致。

【处方】白芷泽兰丸。白芷30克，泽兰叶40克，败酱草50克，白芍34克，枯矾（烧枯为末）30克。共研末为丸，如梧桐子大，空腹或饭前米汤送下三四丸。

5. 带下黄白 妇人带下黄白，怒则胸膈不利，饮食少思，误用消导利气之药，则痰喘胸满，大便下血，病体有加重之危，脾气亏损，不能摄血归原。

【处方】补中益气汤，加茯苓9克，半夏9克，炮干姜12克；然后再用八珍汤加柴胡6克，紫石英9克。

女性虚劳证

虚劳者常见神经衰弱，肌肉瘦削，颜色苍白，气力薄弱，饮食不振，卧病不能起床。妇人虚劳与男子不同，男以精为主，女以血为主，致病既殊，施治亦异。

（一）辨证论治

1. 无热虚劳 妇人冷劳属血气不足，脏腑虚寒，最显著者脐下冷痛，手足时寒，为内真寒而外假热。若饮食难化，大便不实，肠鸣腹痛，饮食畏寒，手足逆冷，面黄呕吐，畏见风寒，此内外真寒之证也。

【处方】附子理中汤。附子9克，白术12克，人参9克，干姜6克，甘草9克。水煎服，每日1剂，分早晚2次服用。

2. 有热虚劳 妇人热劳由心肺壅热伤气血，以致心神烦躁，面赤头痛，眼涩唇干，口舌生疮，神思昏倦，四肢壮热，饮食无味，通身酸痛，心惊盗汗，当审其所因，调理气血，则病自愈。

【处方】四物汤加人参、何首乌，剂量可随证加减。适用于肝脾血虚有热。

补肺汤。人参9克，生龟甲12克，紫菀9克，何首乌18克，生地黄12克，桑白皮15克，麦冬15克，天冬9克。水煎服，每日1剂，分早晚2次服用。适用于肺心素虚而有虚热者。

3. 劳瘵蒸热 妇人此证多因经行胎产、饮食起居、七情重伤肝脾所致；或失于调摄，有积热附于骨，此多由脾胃亏损所致。

其形羸瘦，腹胀，泄痢，肢体无力，盗汗不止，腰膝疼痛，胁下
胀痛。

【处方】醒劳饮。白芍15克，鳖甲20克，人参6克，茯苓
9克，半夏9克，甘草15克，当归12克，五味子12克，阿胶
15克，熟地黄9克，生姜3片，大枣3枚为引。水煎服，每日1
剂，分早晚2次服用。

4. 血风劳　妇人血风劳证，因气血素虚，月经不调，外伤风
邪，内夹宿冷，致使阴阳不和，经络痞涩，腹中坚痛，四肢酸
痛，月水或断或来，面色萎黄羸瘦；又有因产后未满百日，不谨
将护，致脏腑虚损，百脉枯竭，遂致劳损，久不愈，引起寒热往
来，饮食减少，遇经水当至即头昏眩，胸背拘急，四肢疼痛，身
体烦热，足肿面浮，经水不通，故谓之血风劳。此症日久则损肾
气，肾气衰则火旺，火旺则乘其脾土。喘满，表热，自汗，心烦
不安。当病之时，宜安静其神，存养其真气。

【治法】当用甘温之药，以辅其中气，劳者温之。

【处方】大建中汤。白芍18克，当归9克，川芎9克，黄芪
25克，肉桂6克，白术12克，甘草15克，生姜3片，大枣3枚
为引。水煎服，每日1剂，分早晚2次服用。

（二）病案举例

病案1：杨某，女，43岁。作呕数日，饮食不思，口吐痰涎，
面黄腹痛，月经不调，手足逆冷，此内外俱寒之证。

【处方】用六君子汤加香附9克，广木香12克。

病案2：蒋某，女，38岁。初患痰喘热渴，他医以降火之剂

治之，肌肉日削，延误日久，导致痰盛身热，口干腹胀，神昏，大便泄泻。此病原本稍有内热，但其人元气素亏，只宜稍服清热之药即可，他医竟用大剂降火攻克之药，浮病虽去，脾胃反为药力所伤。治之以干姜、附子，数剂愈。

宫寒血瘀型痛经

痛经有寒热、虚实之分。笔者在临床所接触的患者，以宫寒血瘀型为多。临床表现常见经期错后，经行少腹疼痛较重，经色紫黑或夹瘀血块，腹常发凉，脉象多沉涩。其他如眼周围青紫、白带多稀薄，可作为佐证。治以温经祛瘀为主，其他兼证可酌情兼顾，用王清任先生血府逐瘀汤加味治疗，多获较满意的效果。近十数年，治疗患者上百人，疗效甚佳。

病案举例

病案 1：任某，女，26 岁，结婚数年未孕。16 岁初潮，每次月经期小腹痛，腰背酸痛。此次经期错后 10 余日，经色紫黑，夹瘀血块，量多，自觉小腹发凉，月经前后带下量多，色白稀薄，痛剧时则卧床不起，曾服药治疗，效果不明显。纳食尚好。

患者体质健壮，脉沉紧，舌质淡润。

【处方】芎归灵脂汤。当归 9 克，川芎 9 克，赤芍 6 克，五灵脂 9 克，生蒲黄 12 克，延胡索 12 克，炒小茴香 9 克，没药 9 克，炒艾叶 9 克，怀山药 25 克，干姜 9 克，肉桂 9 克，丹参 20 克，益母草 20 克。水煎服，每日 1 剂，分早晚 2 次服用。

嘱其每次月经前服 5 剂，连服 3 个月，疼痛大减，经痛消失。后怀孕，足月产一男孩。

【方解】本方以当归、赤芍、川芎为主药，活血祛瘀、养血调经，辅以五灵脂、生蒲黄、延胡索、没药，其中五灵脂、生蒲黄通利血脉、祛瘀止痛，进而可推陈致新；没药散结气、通血滞，消肿止痛，祛腐生肌；延胡索为气中血药，善行气活血，气行则血行，通则不痛，乃止痛良药。四味相配，共奏散结止痛、祛瘀生新之功。以小茴香、干姜、肉桂为佐药，温经散寒、理气止痛，并能引药直达少腹。

按：芎归灵脂汤，是在王清任先生少腹逐瘀汤基础上随证加减而组成，主治妇女下腹虚寒阴冷，经色黑紫，夹有血瘀块。本方温宫散寒、调经活血，使瘀祛经调，自能受孕。

病案 2：李某，女，25 岁。15 岁月经初潮后即出现痛经，逐年加重。婚后未育，经期错后约半月余，经前自觉少腹疼痛，乳房、两胁作胀，随即行经。腹痛加重，经色发黑，量不多，夹瘀血块，平日少腹发凉，白带多。

发育中等，眼周围青紫。舌质微紫，苔薄，脉沉细而弦。

【辨证】宫寒血瘀，兼肝郁气滞。

【处方】柴胡 9 克，白芍 12 克，川芎 9 克，五灵脂 9 克，生蒲黄 12 克，没药 6 克。炒艾叶 9 克，延胡索 12 克，陈皮 12 克，炒小茴香、台乌药、吴茱萸各 9 克，肉桂 6 克，香附 9 克。水煎服，于经前服 5 剂，每日 1 剂，早晚 2 次服用。

患者 3 个月共服 15 剂药，痛经、乳胀已减。在行经开始前服药，月经期间停药，但如遇高热感冒则立刻停药。随症状变化加减，如腰痛甚者，加杜仲9克，川续断12克；胀痛发冷甚者，加附子6克，吴茱萸9克；气滞者，加香附9克，台乌药9克，广砂仁12克；气虚弱者，加党参15克，白术9克，黄芪15克，去五灵脂。

按：此方治少腹积块疼痛，或有积块不痛，或痛而无积块，或少腹胀满，或经血来时腰酸、少腹胀，或经血一月三五见，接连不断而来。其色或紫，或黑，或块，或崩漏。兼少腹疼痛或粉红兼白带皆能治疗，效不可尽述。经调气畅，则可受精怀孕。笔者用此方加味治疗不孕症百例之多，均收到良好的效果。

积聚证、瘕证

妇人诸积形状：分痃、癖、诸气疝瘕、八瘕、腹中瘀血证、痞食证、血证七种。

痃在腹内通脐，左右各有一条，筋脉急痛，大者如杏，次者如指，因气而成如弦之状，故名曰痃。癖者僻在两肋之间，有时而痛，故名曰癖。疝者痛也，瘕者假也，其积聚浮假而痛，推移乃动也。八瘕者，黄瘕、青瘕、燥瘕、血瘕、脂瘕、狐瘕、蛇瘕、龟瘕，积在腹内或肠胃之间，与脏气结搏坚牢，常推之不移，名曰瘕，言其病状可效验。气壅塞为痞，言其气痞塞不宜畅。伤食成块，坚而不移，名曰食积。瘀癥成块，坚而不移，名曰血瘕，若夫腹中瘀癥，则积而未坚，至于成块者。大抵以推之不动为癥，推之动为瘕也，夫疝与痃、癖，则与痛俱存，痛即现，不痛即隐，在脐左右为痃，两肋之间为癖，在小腹而牵及腰胁为疝，恐学者一时难以理解，未免淆乱，总详叙而条分之。

1.痃癖 痃者在腹内，近腹左右；癖者，在两胁之间。二者皆阴阳不和，经络痞膈，饮食停滞，不得宣流，邪冷之气，搏结不散，得冷则发作疼痛。痃癖血块硬坚，甚者痛则欲死，究而言之，皆血之所为。

【处方】葱白饮。葱白16克，川芎9克，当归19克，枳壳、厚朴、桂心、干姜各9克，白芍15克，青皮9克，广木香9克，生麦芽15克，川楝子12克，熟地黄、三棱、莪术、茯苓、神曲、人参各9克。水煎服，每日1剂，分早晚2次服用。

2.疝瘕 妇人疝瘕由于饮食不节，寒温不调，气血劳伤，脏腑虚弱，风冷入内，与血相结所生。疝者痛也，瘕者假也，结聚浮假而痛，推移乃动，因产后血虚受寒，或经水往来受冷过度，非独饮食失节，多夹瘀血所成。

【处方】当归饮。当归12克，龟甲15克，肉桂6克，槟榔3克，大黄、川芎各6克，吴茱萸、广木香、青皮、红花、赤芍、生桃仁各9克，生姜3片为引。水煎服，每日1剂，分早晚2次服用。

3.八瘕 妇人八瘕所因：八瘕者，皆胞胎生产，月水往来。血脉精气不调所生。肾阴主开闭，左为胞门，右为子户，主定月水、生子之道。脐下三寸，名曰"关元穴"，主精气神所出。妇人血脉经络调和，则月水以时来至，故能生子而无病。妇人荣卫经络不通，邪气便得往来，入于脏腑，生血未尽而合阴阳，即使妇人血脉挛急，小腹重急，胁胸满闷，腰背引痛，四肢酸痛。饮食不调，腹中恶血不除，月水不时或前或后，因生积聚，如怀胎状。邪气相干，令人恍惚多梦，寒热往来，四肢不欲动，甚者阴户肿痛。小便不利，苦痛如淋状，面目常见黄黑，月久即不复生子。

（1）黄瘕：妇人月水始下，血气未止，卧寝未定，五脏六腑虚羸，精神不足，阴阳开阖，关节四边中于风湿，牢不可破，兼之腰背相引痛。

【处方】黄瘕导栓。皂荚、蜀椒各9克，细辛3克，共捣细末，以轻绢袋如指大，长三寸，将于阴中，坐卧随意，勿行走，小便时去之，便毕洗净，再加入。

（2）青瘕：妇人新产未满十日，以洗澡太早，阴阳虚，阴户四边皆松散，骨肉皆痛，手臂不举，饮食未复，又当风卧，或居湿处，苦寒洒洒入腹，令人烦闷，恶血不除，热结不得散，则生青瘕，聚在左右胁下，藏于背脊上，与肩臂腰下挛急，腹下有气上冲，不能多食，四肢不欲动摇，手足面目黄，大小便难，其后月水为之不通利，或不复禁，状如崩中。

【处方】青瘕导栓。食盐9克，皂荚6克，细辛6克，共为细末，用法如黄瘕导栓。

（3）燥瘕：妇人月水下，恶血未尽，其人虚怠，而以夏月热，行疾步，若举重移轻，汗出交流，气血未平，而卒以怒，经脉挛急，内结不舒，烦满少气，上达胸膈背脊，小腹壅急。月水横流溢入他脏不去，有热则生燥瘕之聚，大如半杯。上下腹中苦痛，连两胁上下，引心而烦，进饮食，欲呕吐，胸及腹中不得大息，腰背重，喜卧，盗汗，足酸痛，久立而痛，小便失其时，月水闭塞，大便涩。

【处方】燥瘕导栓。大黄9克，干姜9克，川黄连9克，桂心3克，厚朴、郁李仁、九香虫各9克，鸡内金12克。共为细末，用法如前二方。

用此方，恶血毕出，洗以温水，3日勿房事。

（4）血瘕：妇人月水新下，未满日数而中止，饮食过度，五谷气盛溢入他脏，若大饥寒，呼吸不足。呼吸未调而自劳动，血下未定，左右走肠胃之间，留络不去；内有寒热与月水会合，为血瘕之聚，令腰痛不可俯仰，横骨下有积气，牢如石，小腹里急苦痛，背脊痛，深达腰腹下挛。月水不时，乍来乍不来。

【处方】血瘕栓。大黄、当归各12克，山茱萸15克，皂荚3克，细辛3克，食盐12克。共为细末，用法如前诸导栓。

（5）脂瘕：妇人月水新来，未满六十日，胞门伤，子户失禁，关节痛，五脏六腑津液流行，阴道晦动，百脉关枢四解，外不见其形，子精与血气相通，犯禁，子精化，不足成子，则为脂瘕之聚，令人肢满里急，痹引小腹重，腰背如刺痛状，四肢不举，饮食不振。卧不安席，左右走腹中切痛，时瘥或时少气，头眩身体无力，苦寒恶风，膀胱麻痹，循环障碍，月经乍来乍止，不如常度，大小便血不止。

【处方】脂瘕导栓。皂荚6克，矾石6克，五味子9克，花椒6克，干姜9克，大黄12克，食盐30克，细辛3克。共为细末，用法如前述导栓。

（6）狐瘕：女人月水当日数来，而反悲哀忧恐，兼远行逢暴雨疾风，雷震惊恐，衣被沉湿，疲倦少气，心中恍惚未定，四肢懈惰，寤寐如气绝，精神游亡，浊气入于阴里不去，则生狐瘕之聚。令人月水闭不通，少腹瘀滞，胸膈腰背痛，阴中肿，小便难，胞门子宫不受男精。

【处方】狐瘕汤。大黄、黄芩各12克，芒硝6克，甘草12克，海螵蛸18克，皂荚3克。水煎服，空腹服下，瘕当下。

（7）蛇瘕：妇人月水已下，新止，未复，胞门子户劳伤，阴阳未平，荣卫分行，其行当风，及涉泥涂，因冲寒太早，若坐湿地，饮污井之水，食不洁之物，留络不去，因生蛇瘕之聚。其形长大在脐上下，牵连左右胁不得出气，两股胫间苦痛，小腹多热，小便赤黄，膀胱牵引阴中挛急，腰间俱痛，难以动作，寒热往来，月水或多或少，其瘕似手足形者钉人，未成可治。

【处方】蛇瘕散。生大黄25克，干姜20克，附子15克，人参25克，九香虫、肉桂各9克，细辛6克，瓦楞子12克。共为细散，以黄酒送服。每日2次，每次9克。

（8）龟瘕：妇人月水新至，人劳动剧作，汗浸衣服湿润，不以时去之，当风睡，恍惚觉悟，跰立未安，颜色潮红，复思所好，心为之开，魂魄感动，五内脱消，又入水浣洗沐浴，不以时出，而神不守。水物之精与邪气俱入阴户之时，生龟瘕之聚，大小不等，小腹内切痛，恶气走左右上下，腹中痛，若存若亡，推之跃手，下引阴里，腰背亦痛，不可以息，月水不通，面目黄黑，语声少气。有此病者令人绝子，其瘕有手足，成形者杀人，未成者可治。

【处方】龟瘕散。即上方蛇瘕散加穿山甲（代）15克，龟甲25克，共为细散，黄酒送下。每日2次，每次9克。

4.腹中瘀血瘕 妇人月水痞塞不通，或产后余秽未尽，因乘风取凉，为风冷所侵而成瘀血，血瘀于内则时时体热面黄，瘀久不消，为祸之根源。

【处方】当归9克，生桃仁6克，竹茹12克，干姜6克，党参15克，怀山药15克，甘草6克。

郁结伤脾，归脾汤主治。怒伤肝，逍遥饮主治。肝脾虚损，六君子汤加柴胡治疗。胃经虚弱，用补中益气汤。

大凡腹中作痛，畏手按者，此内有瘀血，若身体如常，元气俱实，用桃仁承气汤。桃仁9克，大黄12克，芒硝3克，甘草12克，桂枝9克。水煎服，每日1剂，早晚2次服用。

痛而身体倦怠，饮食少思，此脾胃受伤，属元气不足，病气有余，用当归饮调理治疗。痛而喜手按腹，形体倦怠，饮食少思，气俱不足，用六君子汤加干姜、川芎、当归。饮食难化，此脾胃虚寒，用六君子汤加干姜、肉桂温散之。痛而作呕少食，此脾胃虚弱，用六君子汤加干姜、藿香。胃痛而呕吐不食、泄泻，用六君子汤加干姜、肉桂；兼手足自汗，加浮小麦，此症多因攻伐而致。

5. 痞食证 妇人痞食证，脏腑虚弱，经来量少。食生冷之物，脾胃既虚，不能消化，与脏气相搏，结聚成块，日见生长，盘牢不移，故谓之痞证。

【治法】此证若形气弱，须先调补脾胃为主，佐以消导。

【处方】脾气壅，血滞而不行，用乌药散。乌药19克，莪术9克，桂心18克，当归22克，生桃仁22克，青皮19克，广木香15克。共为细散，黄酒送服。每日2次，每次9克。

脾气虚而血不行，用六君子汤加川芎9克，当归12克，补而行之。

脾肝血燥而不行，用加味逍遥饮，清润而行之。

按：大抵食积痞块之证为有形，邪气胜则实，真气夺则虚，先养正辟邪，而积自除。虽然坚者削之，客者除之，但胃气已虚，症久虚弱，则不可轻试。

6. 血证 女人寒热失节，脏腑气虚，风冷在内，饮食不消，与气血相结，渐积成形，盘牢不移动者，皆因气血劳伤，月水往来，经络痞塞，恶血不除，结聚所生，久而不动，则心腹两胁痛胀，害于饮食，肌肤羸瘦，瞀闷烦躁，迷妄惊恐。

【处方】灵脂汤。五灵脂、生桃仁、生地黄各9克，川牛膝12克，大黄9克，甘草12克。水煎服，每日1剂，早晚2次服用。

产后血崩

产后血崩，耗气伤血，淋漓不止，荣卫衰弱，亦可变生崩中。小腹满痛，较为难治。又多因惊恐，脏气未平复，而服断血药过早，致恶血不消，郁满作坚，亦能成崩中。

产后血崩晕眩，不省人事，可用以下诸方。

川归白芍汤。川芎12克，当归15克，炒白芍18克。水煎服，每日1剂，早晚2次服用。

加味四物汤。川芎9克，当归12克，白术15克，蒲黄9克，阿胶9克，紫苏梗9克，白芷9克。水煎服，每日1剂，早晚2次服用。治产后血崩如豆汁，或紫黑过多者。

干地黄汤。熟地黄12克，黄芪16克，灶心土、赤石脂、当归各9克，川芎6克，阿胶12克，艾叶9克，白术15克，人参9克，甘草15克。水煎服，每日1剂，早晚2次服用。对产后崩中，头目眩晕，神思昏迷，四肢烦乱，不省人事者，效佳。

阿胶丸。阿胶9克，赤石脂9克，川续断12克，川芎9克，当归19克，丹参30克，甘草12克，生龙骨9克，鹿茸16克，海螵蛸20克，鳖甲12克，木贼19克，附子6克，补骨脂20克。以上共为细末，炼蜜为丸，每丸9克，每日2丸，早晚温黄酒或米汤送服。治产后崩中，血下不止，虚羸无力。

病案举例

曹某，女，42岁。产后血崩。因小腹胀痛，曾用破血药，其崩如涌，四肢不收，恶寒呕吐。大便顿泻，急用干地黄汤加炮干姜，4剂，稍愈，又用十全大补汤4剂收功。

产后胁腹痛

产后两胁胀痛满闷，由膀胱宿有停水，因产后恶露不尽，积水壅痞，与气相搏，积在膀胱，故令胁肋腹满而胀，乳与水相激，故令疼痛。

产妇因怒而两胁胀痛，吐血甚多，发热恶寒，胸腹皆胀痛，可用八珍汤加柴胡、牡丹皮、炮干姜，待吐顿止，再用十全大补汤而诸病皆退。

产后遍身疼痛

产后遍身疼痛，百节气血虚弱，血多留滞，累日不散，则骨节不利、筋脉挛急，引致腰背不能转侧，手足不能动摇，故身热遍痛。

此证若误以为伤寒病治之，强发其汗，势必汗出而筋脉动伤。笔者常以驱痛散治产后气弱血滞，筋脉拘挛，遍身疼痛。

【处方】当归12克，肉桂9克，白芍14克，黄芪25克，独活9克，广木香9克，川牛膝12克，生姜9克，桑寄生12克，薤白9克，甘草15克。水煎服，每日1剂，早晚2次服用。

1.血瘀 若以手按而痛甚，是血瘀，治以补气活血。

【处方】四物汤加炮干姜6克，红花、生桃仁各9克，泽兰12克。水煎服，每日1剂，早晚2次服用。

2.血虚 若按而痛稍缓，是血虚。

【处方】四物汤加炮姜9克，人参9克，白芍12克。

产后惊悸

产后脏虚惊悸者，由于体质虚，心气不足，心经为风所乘；或惊恐，令心气尽虚而受于风邪，邪搏于心，则惊不自安。其状目睛不转，神气不守，惊悸之所发。

笔者用自拟"茯苓汤"治产后惊悸一切证候。

白茯苓15克，人参12克，熟地黄9克，黄芪16克，当归

12克，白芍18克，焦远志9克，桑寄生12克，麦冬15克，肉桂6克，九节菖蒲、茯神、甘草各9克。水煎服，每日1剂，早晚2次服用，数剂而愈。

产后乳汁不行

妇人乳汁乃气血所化，产后乳汁不行皆由气血虚弱，经络不疏所致。虽有乳汁，却不甚多，须用通经之药催化之。

【处方】加味调乳汤。川芎15克，当归15克，柴胡6克，王不留行15克，天花粉20克，木通6克，生地黄6克，路路通9克，益母草15克，生麦芽15克。水煎服，每日1剂，早晚2次服用。治气血虚，乳汁不通，其效甚好。

产后吹乳痈肿

产后乳病尤为紧要，妇人之乳、男子之肾，皆性命之根。乳房为阳明胃经所属，乳头为厥阴肝经所属，乳子之母不知调养，为忿怒所逆，郁闷所逼，厚味所酿，致厥阴之气不行，故窍不通，而乳不得出。阳明之血沸腾，热甚而化脓。所乳之子，口气吹后含乳而睡，遂生结核，肿硬壅闭，乳道疼痛，有不痛不通、肿硬如石者，失于不治，必成痈疖。

疏厥阴之滞用青皮，清阳明之热用生石膏，散污浊之血用生甘草，消肿导毒用瓜蒌仁，或加没药、青橘叶、金银花、当归，或汤或散，加减随意。然须用黄酒佐之，其效尤捷。

1. 气血虚弱 此亦有气血虚弱，外感内伤，以致痰瘀凝滞而成核者。

【处方】

方1：四君子汤加川芎6克，当归9克，柴胡9克。气虚者用之疗效甚佳。

方2：四物汤加人参9克，白术9克，柴胡9克，升麻6克。血虚者用之疗效甚佳。

2. 吹乳痈肿

【处方】

吴氏"清消汤"。当归12克，白芷9克，青皮9克，柴胡9克，天花粉15克，僵蚕3克，金银花15克，甘草6克。水煎服，每日1剂，早晚2次服用。

连翘饮。连翘9克，瓜蒌仁12克，川芎9克，皂角刺6克，橘叶15克，青皮9克，桃仁9克，生甘草9克。水煎服，每日1剂，早晚2次服用。

3. 疮黑眼 妇人两乳间黑头，疮顶陷下作黑眼。

【处方】内托升麻汤。升麻6克，当归9克，连翘9克，盐黄柏9克，炙黄芪15克，牛蒡子16克，甘草9克，肉桂6克。水煎服，每日1剂，早晚2次服用。

4. 肝经血虚或肝经郁火 肝经血虚风热，郁火伤血，乳内结核，或为肿溃不愈。凡肝胆经血气不和宜用此方。

【处方】清肝解郁汤。人参9克，茯苓12克，熟地黄9克，杭白芍15克，贝母9克，山栀子9克，当归9克，柴胡12克，川芎9克，陈皮9克，甘草9克，牡丹皮12克。水煎服，每日1

剂，早晚 2 次服用。

5. 肿毒　妇人乳痈及一切肿毒用此方。

【处方】复元通气汤。檀香 6 克，茴香 9 克，青皮 12 克，穿山甲（代，醋炙酥）15 克，陈皮 12 克，白芷、甘草、漏芦、贝母各 9 克。水煎服，每日 1 剂，早晚 2 次服用，黄酒为引。

遗　尿

遗尿俗称尿床，是儿科常见疾病之一。但是成年人也有患此疾者，对患者身心健康有一定影响。本病原因甚多，但总归起来不外乎先天禀赋不足，后天失于调理，再加上饮食不节，脾肾阳虚，下元虚冷，膀胱失约而致遗尿。

【处方】摄气汤。桑螵蛸 9 克，远志 9 克，大青盐 6 克，黄芪 15 克，防风 9 克，茯神 12 克，赤芍 6 克，九节菖蒲 9 克，升麻 3 克，补骨脂（盐炒）12 克，白果 6 克，生龙骨 9 克，生牡蛎 9 克。水煎服，每日 1 剂，分早晚服用。

【针灸配合】百会、内庭、三阴交等穴，收效甚佳。

按：遗尿与肺、脾、胃三脏气虚有关。肾主封藏，膀胱能约束小便，全赖于肾阳开阖，若肾阳虚，则膀胱失约而遗尿，故在治疗遗尿证时，首先强调温肾固摄，用桑螵蛸补肾温阳摄精气。肾为水脏，与心火息息相通，遗尿症每见夜间神迷不清，因而佐以醒神之法，方中常用九节菖蒲、远志交通心肾以醒神。肾阳虚则失于温煦脾阳，脾弱则精微化源缺乏，上不充肺，下不达肾，既可导致肺气亏虚，又能加重肾阳不足，因而在治疗上除重点温补肾阳外，还须健脾益肺，故方中选用茯神或山药健脾，白果敛肺气。诸药合和，则气化行，水津流布正常，膀胱受约而遗尿止。

遗尿常以脾肾气虚为主者，多伴乏力、便溏，可在治疗中加用健脾药，用益智仁补脾肾阳气，少佐升麻升举中气，助脾传输之能，与牡蛎配伍有升有摄。用怀山药、茯神补脾益肾，约束膀胱；可配鹿角霜、山茱萸温补肾阳，固涩精气。如畏寒肢冷，可用肉桂、补骨脂温补肾气。如腰腿酸软，可加女贞子、何首乌补益肝肾阴血。郁金、九节菖蒲、远志有芳香开窍醒神的功能，为防止肾药多，助长心火，可用郁金凉心热而开窍。

小儿支气管肺炎

笔者参加石家庄医疗队时，用中西医结合的方法，曾先后治疗小儿支气管肺炎近百例，取得一定效果。

支气管肺炎患儿，咳嗽重，喉中痰鸣黏稠，气促或鼻扇，发热、大便干、尿少色黄，舌苔厚腻或薄黄，脉滑数，指纹色紫，肺部可闻中等以上湿啰音，胸透或拍片显示有不同程度的小片状阴影分布于肺野中下部，部分融合成片。

【辨证】支气管肺炎，痰热壅肺型。

【治法】清热，涤痰，止咳平喘。

【处方】自拟"润肺饮"。鲜芦根15克，黄芩9克，连翘9克，瓜蒌15克，贝母16克，前胡9克，葶苈子9克，陈皮12克，枳壳9克，杏仁9克，清半夏9克，桔梗15克，莱菔子12

克。水煎服，每日 1 剂，分 2 次服用。

发热甚者加薄荷（后下），便秘加大黄，痰多加天南星，喘甚者加地龙。

病案举例

刘林，男，6 岁。1962 年 1 月 10 日，因发热、咳喘 4 天，经当地医生治疗无效（用药不详），近一天来症状加剧，且伴呕吐而入院（当时是地段医院）。

发育中等，神志清，呼吸促迫，面色灰暗，颈软无抵抗，神经系统未发现异常，心脏未见异常，肺听诊无浊音，两肺闻及中小湿啰音，以右肺显著，腹平软，舌苔黄，脉滑数。

【辨证】支气管肺炎（痰热壅肺型）。

【处方】自拟"润肺饮" 2 剂。气喘消失，咳嗽大减，背部闻及散在湿啰音。继服上药 1 剂后痊愈（胸透正常）。

【方解】此方有清热、解毒、宣通肺气、祛瘀生新的作用。

急惊风

急惊风，多因小儿脾胃薄弱，乳积内蕴，化热痰生，诱动肝胆风火，上冲犯脑，故顿现种种恶象。六淫外感，一至化热阴伤之时，风火失涵，目见异物，蓦然仆地者，始可以惊称之。小儿心气未充，脑髓未实，神经易致紧张。发病常见身热面红，烦哭，手足抽掣不定，口中气热，喉有痰声，大便干结，小溲黄赤，脉弦滑数，舌绛苔燥或黄，鼻梁筋现青色，虎口纹红紫，甚则窜视反张，牙关紧闭，脉浮，因惊而起者，必先有神呆恐怖之象。

病虽由于风火冲脑，实属痰热瘀搏而成，治宜运其乳积，化其痰热，略参息风清火，病无不愈。

【内治】导痰汤加减主之。如病热迅急，关窍闭塞，先以通关散吹鼻取嚏，后投此方；如确系受惊而起，则用琥珀抱龙丸、金箔镇心丸之类。愈后每日煎服资生丸或参苓白术丸，以调理之。

【外治】蚯蚓泥9克，桃仁6克，苦杏仁65克，生山栀9克，莱菔子9克，九节菖蒲9克。共研细末，以鸡子清1个，鲜竹沥9克，和入飞面1撮，调敷手足心，功能降痰清热。

【针灸配合】针刺人中常有效。

痘　症

《内经》未尝言及，今行世诸书，皆本之于"诸疮痛痒，皆属于热"八字，所以立意先言解毒，方用寒凉，其父母闻之"解毒"最为入耳，殊不知痘疮全以发透为吉，起发必赖气血滋培，方能自内达外，齐苗、灌浆、结痂，无非阳气为之主，寒凉则血滞，克削则气破，血滞气破，毒气乘虚深入，此痘症陷塌之所由来。痘之始终全凭气血，但得气血充足则易好，血气不足则变证百出。痘之欲出，气虚者，宜服补中益气汤；血虚者，宜服荆防地黄汤；兼寒者，宜服大温中饮或大补元气煎。察其体气之虚实，酌而用之。所谓培小儿气血，疏通经络，无不立奏全功，补中即所以托毒，灌根即所以发苗，且有散药在内，此实先哲治痘之心传。

1. 虚寒 凡小儿素日气体薄弱，面色青黄，唇淡畏寒，大便溏而不结，小便清白，饮食减少，或不甚消化等证。

2. 实热 如腹中火少，出痘时大便结而燥，小便赤，面燥，口鼻中出气如火，恶热喜凉等证，是名实热。察明是内热，方可施行清解。

【处方】荆防地黄汤（用生地黄），加大黄。一二剂而火退矣。

不可将虚火误认为实火。察虚火实火之法，全凭大小便为主。小便清白，大便不燥，身虽大热，乃是中宫有寒，火无所依，浮而在外，误服寒凉，亦有此证，不得以身热便诊断为实火，虚火者十有八九，实火者数十之有二。补气则真阳充足，能送毒出外以成痘。倘痘顶不起等证，皆元气不足之故，宜服党参、白术、黄芪、甘草之类以补之。补血则阴充，自能随气到苗以盛浆。

白虎地黄汤。生石膏20克，生地黄6克，当归6克，枳壳3克，大黄3克，木通3克，生甘草18克，泽泻3克，加灯心草9克为引。

此方去实火、解邪热，专治小儿出痘，发热不退，口渴喜冷，痘疮黑陷，小便赤燥，大便闭结，口鼻气热等症。酌加大黄6克，以大便行为度。若二便清白，不喜饮冷，身虽大热，乃是虚火，宜温补，所谓甘温退大热，不可妄投此药，此乃备而不可轻用之方。

生石膏 20 克，生地黄 6 克，当归 6 克，枳壳 3 克，大黄 3 克，木通 3 克，生甘草 18 克，泽泻 3 克，加灯心草 9 克为引，

热退身凉，即以荆防地黄汤调治为妥。

3. 阴不足 空壳无脓等证，皆阴不足之故，宜于补气药中加熟地黄、当归、丹参、川芎之类。

4. 脾土虚弱 饮食减少、口淡无味等证，皆脾土虚弱之故，须脾肾双补。

【处方】前方气血药中加枸杞子、补骨脂、附子、肉桂等。

痘疮自无陷塌泄泻之患，经云："虚则补其母。"此之谓也。小儿饮食有味，二便如常，不服药最为稳当，必察其气分血分，何处亏虚，照证调补，不可妄用寒热之药。

补中益气汤。党参 6 克，黄芪 9 克，白术 6 克，当归 6 克，陈皮 12 克，升麻 3 克，柴胡 12 克，甘草 18 克，生姜 3 片为引。水煎服，可与荆防地黄汤相间服用。

补中益气汤为痘证要方。此方补气散毒，气虚者初服三四剂，痘易起发，痘顶陷者亦可服之。

5. 血虚 血虚者，初出痘时服荆防地黄汤三四剂。此方补血散毒，痘易灌浆。与前后各方相间服用，无所不可。

【处方】自拟地黄防风汤。荆芥 9 克，熟地黄 4 克，山药 9 克，牡丹皮 9 克，防风 6 克，云苓 3 克，山茱萸 9 克，生甘草 9 克，加生姜 2 大片为引。水煎服，每日 1 剂，早晚 2 次服用，黄酒为引。

大温中饮。熟地黄 6 克，白术 6 克，山药 15 克，党参 9 克，

黄芪9克，炙甘草18克，柴胡9克，麻黄3克，肉桂3克，炮姜3克，加生姜3片。灶心土水煎服，用纱布压出药汁，少加黄酒，多次灌之。不可减去麻黄，若汗多者减之。

此方补气血，散寒邪，提痘浆，散浆毒，凡痘顶不起，空壳无脓，呕吐泻泄，脾胃不开，痘色不红，将欲塌陷，速煎服，并与大补元煎相间大剂连服，温中散寒，立时起发，功难尽述。

大补元饮。附子6克，炮姜9克，当归3克，肉桂3克，党参6克，炙甘草18克，加胡椒细末，灶心土水澄清煎药。

大补气血，专治痘症误用凉药，呕吐泄泻，痘不起发，危在旦夕之症。速宜大剂连服，不可减去附子，与六味回阳饮相间服用，立见奇功，有鬼神莫测之妙。倘二三剂后，泄泻不止，酌加熟附子，再加生龙骨；倘泄全止，减去附子，若附子太多，则小便闭塞。

熟地黄6克，党参9克，山药9克，杜仲3克，炒酸枣仁9克，枸杞子9克，山茱萸9克，炙甘草18克，补骨脂9克，白术6克，肉桂3克，附子3克，加生姜3大片，生桃仁3个，打碎为引。痘后减去附子，只用肉桂，调理数剂，即日可复元。

六味回阳汤。炮姜9克，当归3克，肉桂3克，党参6克，炙甘草18克，加胡椒细末，灶心土水澄清煎药。

此方大补元阳，专治小儿气血虚，痘疮自塌，或误服凉药，呕吐泄泻，将成慢惊，危在顷刻，速宜服此方。倘有转头，即加入大补元饮之内同煎叠进，名返魂丹，以多进为妙。

麻　疹

　　麻疹之治疗，中医优于西医，辨证分析亦颇详明，在辨证基础上予以诊治。笔者在青年时代先后两次参加医疗队，曾用中药治疗数百例麻疹患者，均获较好疗效。

　　麻疹毒起于胃，初起时发热，似伤寒，眼出泪不止，鼻流涕而不干，全身红点，遍身皆发，望之隐隐于皮肤之下、肌肉之间，其形若疥，其色若丹。麻疹多兼咳嗽、气喘，有时兼吐泻。初起之时，身体发热，眼胞浮肿，眼泪盈盈；二三日或四五日，始见于皮肤，唯见形之后，形尖稀疏，渐次稠密，有颗粒而无根晕，微起泛而不生浆，大异于痘也。虽云较痘轻，而变化则速，始终调治，处处留心。总之初起宜发表透澈，出时当用清利，收散后贵于养血，兼杂证者则随证治之。发于未痘之先名为瘄疹，月内为烂衣疹，百日内名为百日疹。发则遍身红点，如粟米之状，乃儿在母腹受热所致，调治慎重，自能速愈。又有痘疮方出以后、治愈以后而疹随出，此名为盖痘疹，发出遍身，疹色赤、作痒，始如粟米，渐成云片，因痘后余毒未尽，更兼外受风寒所致，宜疏风为主。至于疹出多痒，色赤红，隐于皮肤之间，名为隐疹，乃心火灼于肺经，更兼外受风湿而成，治宜散风湿，后清毒热，方得其法。头面不出者轻，出透二日后渐收者轻，红活润泽、头面匀净者轻，疹之颜色红紫、焦暗者重，鼻扇口张、目无神光者重。腰腹疼痛，口鼻出血，人事不清，狂乱不宁者，难治。

麻疹治法不同。如其人微汗常出，二便自调，此乃毒气行无壅遏，轻者不必服药；如其人腠理怫郁而无汗，即当发散；如肠胃壅滞，大便秘结，则当急与疏通；如鼻中衄血，不必忧虑，大便便血，亦不必虑，所谓热邪得机而解。所喜者，身体清凉；可畏者，咽中肿痛，饮水不休，法当生津养血。饮食若减，则当清胃和中；若麻疹出之太迟，则当施行发表；出之太甚，则当解毒为要。几十年中，笔者常用以下方剂治愈众多患者。

【处方】

桂枝葛根汤。葛根9克，赤芍6克，升麻3克，甘草12克，防风9克，淡豆豉9克。每天1剂，水煎，分数次服。治严冬时令，麻毒难出，以此发之。

升麻葛根合人参白虎汤。升麻3克，粉葛根9克，赤芍3克，甘草12克，肥知母9克，生石膏20克，人参少许，粳米少许。每天1剂，水煎，分数次服。治严冬热天气，毒为热隔，清热解表。

荆防败毒饮。柴胡9克，荆芥6克，防风9克，川芎3克，桔梗12克，茯苓3克，枳壳（炒）3克，羌活3克，独活3克，甘草12克，薄荷3克，桃仁、红花各6克。每天1剂，水煎分数次服。治天时不寒不热，以此平解之。

人参白虎合黄连解毒汤。人参6克，石膏20克，知母6克，甘草10克，川黄连3克，黄柏3克，黄芩6克。水煎服，每天1剂，早晚2次服。治麻疹自汗太过，以此止之。

麻黄汤。炙麻黄 3 克，生石膏 20 克，蝉蜕 9 克，升麻 3 克，生桃仁 3 克，红花 3 克。水煎服，每天 1 剂，早晚 2 次服用。治麻疹六七日应出不出，或风寒闭塞。

凉解饮。生桃仁 6 克，红花 6 克，赤药 6 克，大黄 6 克，芒硝 2 克，连翘 9 克，栀子 12 克，薄荷 3 克。水煎服，每天 1 次，早晚 2 次服。治麻毒深重，里气不通，应出不出。

桔甘汤。桔梗 12 克，甘草 9 克，牛蒡子 12 克，生石膏 20 克，知母 9 克，天花粉 9 克，桑白皮 9 克。水煎服，每天 1 剂，早晚 2 次服用。治麻疹胃热肺金咳嗽，应出不出。

玄参地黄汤。玄参 9 克，生地黄 9 克，牡丹皮 9 克，栀子 9 克，赤芍 6 克，生桃仁 6 克，红花 6 克，甘草 9 克。水煎服，每天 1 剂，早晚 2 次服用。治麻疹鼻衄太过，恐防伤阴。此方近于腻滞，稍服即可，以救其急。

黄芩汤。黄芩 6 克，白芍 9 克，甘草 9 克，大枣 3 枚。水煎服，每天 1 剂，早晚 2 次服用。治麻疹发热，热泻酸臭。

黄芩半夏汤。黄芩 6 克，白芍 9 克，甘草 9 克，大枣 3 枚，半夏 6 克。治麻疹发热，吐泻。

黄连解毒合天水汤。黄连 6 克，黄柏 9 克，黄芩 9 克，栀子 9 克，滑石粉 6 克，甘草 9 克。水煎服，每天 1 剂，早晚 2 次服用。治麻疹白痢，里急后重。

治小儿病，应随症加减药量，不可固守成方。

鼠黏子汤。牛蒡子（鼠黏子）6 克，升麻 3 克，鲜射干 9 克，生甘草 9 克，灯心草少许。水煎服，每天 1 剂，早晚 2 次服用。

治麻疹咽喉疼痛，饮食艰难。

养血化毒汤。人参6克，生地黄9克，红花3克，蝉蜕9克，生姜3片，大枣3枚。水煎服，每天1剂，早晚2次服用。治麻疹色淡白，心血不足。

大青汤。大青叶12克，玄参12克，生地黄6克，生石膏15克，知母6克，木通6克，地骨皮9克，甘草9克，竹叶9克，荆芥穗9克。水煎服，每天1剂，早晚2次服用。治麻疹色太红，或微紫，或微出太甚。

大连翘汤。连翘6克，防风9克，瞿麦6克，荆芥穗9克，木通6克，车前子（布包）9克，当归3克，柴胡、蝉蜕、赤芍、黄芩、白滑石各9克，栀子6克，紫草3克，灯心草9克。水煎服，每天1剂，早晚2次服用。治麻疹既出，热盛不减，小便短涩。

黄连解毒汤。黄柏3克，黄连2克，栀子6克，黄芩3克。水煎服，每天1剂，早晚2次服用。治麻疹出后，仍发热烦躁，毒未出尽。

柴胡陈皮汤。人参3克，柴胡9克，当归2克，陈皮6克，黄芩3克，半夏2克，白茯苓2克，竹茹9克，生姜1片。水煎服，每天1剂，早晚2次服用。治疹热邪未尽未出完而兼吐呕。

柴胡冬花汤。柴胡12克，麦冬6克，金银花12克，沙参4克，玄参9克，人参3克，甘草3克，灯心草4克，龙胆4克。治麻疹收后大热不退，毒未尽焉。

柴胡四物汤。柴胡12克，黄芩9克，地骨皮9克，知母9

克，竹叶 12 克。水煎服，每天 1 剂，分数次服。治麻疹收后，发热不退，毛焦肉削。

导赤饮。生地黄 6 克，木通 3 克，麦冬 15 克，生甘草 9 克，淡竹叶 12 克。水煎服，送安神丸，每天 1 剂，分数次服用。治疹后热不除而作搐。

安神丸。川黄连 9 克，当归 15 克，麦冬 20 克，茯苓 9 克，甘草 9 克，朱砂 3 克，冰片 3 克。共为细末，炼蜜为丸，每丸重 3 克，每日 3 次，每次 1 丸。

蚕蜕散。蚕蜕（火烧过，存性）、白明矾各 15 克。共为极细末，先以米泔水漱口，然后适量敷此散。治疹后牙龈溃烂，臭气冲人。

黄芩合天水汤。黄芩 9 克，白芍 12 克，滑石粉 9 克，甘草 9 克，大枣 3 枚。水煎，送香连丸。治疹后泻痢日久不已，仍宜清解。

香连丸。莲子 15 克，广木香 9 克，川黄连 9 克，吴茱萸 12 克，陈皮 15 克。共为细末，醋糊为小米丸。每日 3 次，每次 10 粒，或酌情加减。

人参清膈饮。人参 6 克，柴胡 9 克，当归 3 克，白芍 12 克，知母 9 克，桑叶 9 克，白术 9 克，茯苓 6 克，黄芪 9 克，地骨皮 6 克，黄芩 6 克，滑石粉 3 克，生石膏 15 克，甘草 9 克。水煎服，每天 1 剂，早晚 2 次服用。治疹后咳嗽日久，连绵不已。

麦冬清肺汤。麦冬 12 克，知母 9 克，桑叶 6 克，生地黄 9 克，黄芩 9 克，地骨皮 9 克，前胡 9 克，沙参 12 克，甘草 12

克,灯心草为引。水煎服,每天 1 剂,早晚 2 次服用。治疹后咳嗽,大烦,大热。

溯源解毒汤。生地黄 9 克,当归 9 克,白芍 9 克,川芎 3 克,沙参 9 克,陈皮 9 克,玄参 9 克,木通 3 克,连翘 6 克,甘草 9 克。水煎服,每天 1 剂,早晚 2 次服用。治乳子出胎后,遍身奶麻。以此方煎汤,令乳母服之,不必令儿服。

注:前所讲痘证,即世俗所谓天花;现讲麻疹,即所谓疹子。

水 痘

水痘者,面红唇赤,眼水如光(即眼泪如水珠),咳嗽喷嚏,涕唾,身热,二三日而出,明晶如水泡,形如小痘,皮薄,结痂中心,圆晕更小,易出易靥,温之则痂难落而成烂疮,切忌姜辣之物,并沐浴冷水,犯之则成烂水肿,自始至终,唯以小麦汤为准方。

【处方】小麦汤。浮小麦 29 克,滑石粉 3 克,地骨皮 2 克,生甘草 9 克,人参 4 克,生大黄 3 克,知母 3 克,羌活 2 克,葶苈子(布包)2 克。

本方小麦须多用,先煮水十数沸,再入各药同煎。水煎服,每天 1 剂,分数次服用。

夜啼证

小儿夜啼有数证，有脏寒，有心热，有神不安，有虚火，此中寒热不同，切宜详审。

1. 脏寒 脏寒者，阴盛于夜，至夜则阴急发躁，寒甚腹痛，以手按其腹则啼止，起手又啼。外症面青口冷，口不吮乳，夜啼不止。

【处方】加味当归饮。当归3克，吴茱萸3克，肉桂2克，川芎2克，炮干姜6克，广木香2克，甘草9克，鸡内金15克。水煎服，每天1剂，早晚2次服用。治寒证腹痛夜啼。

2. 心热 心热烦躁者，面红舌赤，或舌苔白涩，无灯则啼，稍息，见灯则啼更甚。

【处方】加味导赤饮。木通6克，生地黄6克，黄芩3克，生甘草9克，竹叶9克，灯心草6克，川黄连2克，龙胆6克。水煎服，每天1剂，早晚2次服用。治热证夜啼。

3. 神不安 心神不安而啼者，睡中惊悸，抱母大哭，面色紫黑，因神虚而惊悸。有大病后啼，是心血不足，与此治法相同。

【处方】蝉蜕（焙干）14个，朱砂1分。共研细末，蜜调于母乳头上，令儿吮之。治小儿生下百日内夜啼，神效。

十味安神饮。人参6克，茯苓6克，山药9克，麦冬12克，龙齿6克，朱砂2克，寒水石3克，甘草9克，金箔3克，冰片1分。水煎服，适用于心神不安而啼者。

4. 虚火 凡夜啼见灯即止者，此为点灯习惯，乃为拗哭，实非病也，夜间切勿燃灯，任彼啼哭二三夜自止。此属胃有虚火，饮乳、水谷存于胃中。

小儿鹤膝

小儿鹤膝，因禀受肾虚，血气不充，致肌肉瘦削，形如鹤之膝，外色不变，膝内作痛，屈伸艰难。若燉肿色赤而作脓者，为外因，可治；若肿硬色白不作脓者，是属本性，多为难治。

【处方】十全大补汤加苍术9克，黄柏9克，防己6克。水煎服，每天1剂，早晚2次服用。

属外因、内因者皆宜。唯属本性（即内因）者，以本方加鹿茸9克。

小儿丹毒

小儿丹毒皆由心火内壅，热与血搏，或起于手足，或发于头面胸背，游移上下，其热如火，痛不可言，赤如丹砂，故名丹毒。丹毒自腹部到四肢易治，自四肢入腹难治。治丹毒之法，先用辛凉解毒之药，使毒渐消，方可再行擦敷，最为妥当。

小儿丹毒，1岁外者易治，未周岁者难治，然治之得法，无论大小均可收全功。

小儿大丹急症，如五日不治，攻入肠胃则不救，宜一辨认便依方法治，百无一失。

【内治】凡治丹毒，宜先用防风升麻汤，以散其邪。用北防风6克，升麻2克，山栀子2克，麦冬15克，荆芥穗2克，木通2克，粉葛根2克，薄荷叶3克，玄参6克，甘草12克，牛蒡子6克，灯心草3克。水煎服，每天1剂，分数次服用。如兼大便闭结，于本方加生大黄少许利之。

小儿露丹

小儿生后百日内外或半岁以上忽然眼胞红肿，面青白色，或夜间烦啼，面如胭脂，此因伏热在内，发之于外，初则满面如水痘，脚微红而不壮，出没无定，可漫延至颈项，赤如丹砂，名曰露丹，当以三解散疏散之药，才能收效。

【处方】人参3克，防风2克，天麻1克，郁金3克，白附子1克，大黄2克，黄芩2克，僵蚕1克，枳壳3克，薄荷2克，赤芍2克，甘草12克，灯心草4克。水煎服，每天1剂，分数次服用。

小儿癖积

《内经》曰：新积痛，可移者易已，积不痛难已。

凡饮食，非渐积者，不过以饮食偶伤，必在肠胃之内，故可行可逐，易治也，唯饮食无节，以渐积留滞者，多成癖积，于左肠膈膜之间，此阳明宗气所出之道，若饮食迭进，饥饱无序，以致阳明胃气一有所逆，则阴寒之气得以乘之，而脾胃不及消化，故留滞未消，并肠中汁沫搏聚不散，渐成癥结矣。然其初起其微，人多不觉，及其既久，则根深蒂固，而药饵难及。

今北方小儿多此证，而尤以面食之乡为多，正以性多滞，而留积成矣，唯当以渐渐消磨，设法治之，幸勿孟浪，欲求速效，妄行攻击，徒致胃气受伤而积仍未去，以速其危。癖积之重者，血膜化水，侧辟胁旁，时时作痛，时发潮热，或寒热往来而似疟疾。小儿脏腑和平，脾胃壮实，则荣卫宣畅，津液流通，纵使多饮水浆亦不能为病，唯脾胃不胜，乳哺不调，三焦不运，水饮停滞，冷气搏之，结聚而成此症。消癖丸专治小儿身体素弱，癖在胁下，面黄肌瘦，午后发热似疟。

【处方】消癖丸。人参 15 克，白术 12 克，陈皮 16 克，茯苓 12 克，青皮 14 克，川厚朴 15 克，枳实 12 克，广砂仁 14 克，神曲 16 克，炒麦芽 16 克，鳖甲 13 克，半夏 2 克，肉桂 1 克，黄连 2 克，红花 2 克，生桃仁 12 克，广木香 12 克，干姜 16 克。以上共为细末，米粉糊制为丸。每丸重 3 克，每天分早晚 2 次服用。

失 音

徐某，女，河北某大学讲师。半月前因与同事吵架后大哭而失音，急送医院输液治疗，其效不显。每感胸闷气短，易怒，火气冲天，食欲缺乏，神志郁结，七情不畅，心烦意乱，朋友介绍来笔者诊所治疗。

舌苔微黄，脉独左关弦硬稍数。神志尚好，无其他阳性体征。此当为痰郁心包，怒气伤肝。

【治法】以疏肝解郁、开窍醒痰、宽中顺气为主。

【处方】自拟瓜蒌清下汤。柴胡6克，醋香附9克，清半夏9克，炒枳壳9克，栀子6克，糖瓜蒌15克，广郁金12克，广陈皮6克。水煎服。

服药3剂即话语清亮。

【针灸配合】针双侧内关、合谷等穴。

1周收全效。

按：因怒失音属气机紊乱，瘀痰阻窍，肝失条达而影响心主神明所致。本方以疏肝开窍、祛痰解郁为主，故疗效甚佳。后配针内关等穴，因皆为治疗表里两经之要穴，刺之可调理心经气血而开郁。

鼻　渊

安某，男，石家庄桥西区个体饭店经理。易感冒，鼻流黄涕，不知味觉已多年，久治不愈，十分苦恼。

【辨证】营卫不和，卫气不畅，肺受风寒，郁久化热。

【外方】自拟"清肺宣肃汤"。辛夷6克，苍耳子9克，荆芥

6克，苏薄荷6克，防风9克，青蒿15克，黄芪9克，桑白皮9克，甘草6克，杏仁6克。水煎服。

【针灸】针刺双侧迎香、风池等穴。

治疗1个月告愈。

按：鼻渊，乃胆腑蕴热，胃气郁蒸，肺失条达，肺络受阻所致。中医以营卫、阴阳气血、脏腑立论，辨证用药并配合针灸，每获良效。

酒风证

王某，女，西安榆林人。1年前因事心情不畅与同窗一起喝酒受风，当夜则发热38℃左右，不久面部、上肢红肿发痒。经西医针药治疗十余日热退，而肿痒未见好转，经人介绍来笔者诊所治疗。

面部、上肢红肿，上肢抓痕明显，鼻尖肿，甚痛，脉浮数，舌红苔白。

【辨证】酒后伤风，郁久化毒，滞留不清，宣解无权。

【内治】祛风疏解汤。柴胡6克，荆芥3克，蔓荆子9克，连翘10克，金银花15克，玄参20克，石膏20克，甘草12克，蝉蜕6克，黄芩9克，蒲公英15克，枳壳6克，防风10克。水煎服。

【外治】苦参、川黄连各15克，煎汤外洗患部。半个月肿消，痒止而愈。

　　按：西医用消炎法，只能治其标，不能治其本。此为酒毒发热，留于营血，又受风寒束表，营血受阻，其毒不能外散，而火热为毒上攻面部，故肿而作痒。治以开门逐盗，其害不留，故病向愈。

跋

我等读书时，便仰慕先生大名，数年前经友人推介，方有幸拜谒先生门下。恩师文鹏先生出身医学世家，三代业医，学验俱丰。今师七旬有余，精神爽健，每日勤习古训，笔耕不辍，患者日众。恩师朝惕夕励，济世情怀，尤多感人，使学生辈受益匪浅。恩师闲暇时，酷爱书画、诗词，尤喜京剧；青年时，曾与奚派艺术大师奚啸伯先生交往甚厚。2009 年，恩师荣获"石家庄市名老中医"称号。

1997 年，恩师与其长子吴健存师兄编著《新编针灸按摩挂图》与《新编针灸按摩挂图指南》。两书曾先后由人民军医出版社十数次付梓，面向海内外发行，广受医界好评，并荣获"石家庄市政府科技成果奖"。

我等追随恩师与吴健存师兄多年，深感恩师父子之学渊源于《内经》《难经》《伤寒》等，对针灸之论有更多独到之处。多年来，我等不断学习恩师经验，在医学理论及临床经验方面皆有长足进步，临证多能辨证施治，药随病变，活学活用。

师兄吴健存，青年才俊，尤精于医，且能文善诗，书法意境高古，其作品为海内外各界人士收藏。今顺将师兄吴健存 16 岁旧作书录于下，可见一斑。

幼读经史诸子论，

长又高歌乐府频。

平生淡泊亦明志，

愿解青囊济世人。

学生：易恒　徐纪涛　王静

2009 年 6 月于傅山中医院